Hl. Hildegard – Umweltkrankheiten natürlich behandeln

Hl. Hildegard
Umweltkrankheiten natürlich behandeln

Giftstoffe erkennen und vermeiden

von
Dr. med. Claus Schulte-Uebbing

Pattloch

Der Verfasser:

Dr. med. Claus Schulte-Uebbing
Frauenarzt
Umweltmedizin, Naturheilverfahren
Dipl. Geologe (Univ.) Dipl. Forstwirt (Univ.)

Praxisanschrift:

Weinstraße 7 (Direkt am Marienplatz)
80333 München (Zentrum)
Tel. 0 89–29 96 55 / Fax 0 89–29 96 72

Die Deutsche Bibliothek – CIP-Einheitsaufnahme

Schulte-Uebbing, Claus E. E.:
Umweltkrankheiten natürlich behandeln: Giftstoffe erkennen
und vermeiden / [Claus Schulte-Uebbing]. Hl. Hildegard. -
Augsburg : Pattloch, 1995
    ISBN 3-629-00882-8
NE: Hildegardis <Bingensis>; HST

Pattloch Verlag, Augsburg
© Weltbild Verlag GmbH, 1995
Satz: 10/11 p. leichte Frutiger von Cicero Lasersatz, Dinkelscherben
Titelbild: Erloschene Sterne, Tafel 20, Rupertsberger Codex,
Brepols Publishers, Turnhout, Belgien
Umschlaggestaltung: Peter Engel, Grünwald
Druck und Bindung: Druckerei Parzeller, Fulda
Printed in Germany
ISBN 3-629-00992-9

»Die ganze Natur soll dem Menschen dienen,
so daß er mit ihr wirke,
weil der Mensch ohne die Natur
weder leben noch bestehen kann«

Hildegard von Bingen

Dieses Buch widme ich
den vielen umweltkranken Patient(inn)en
und allen, die sich darum bemühen,
ihr Leid zu lindern.

Vorwort

Bereits am Anfang dieses Jahrtausends war Hildegard von Bingen die erste Frau im deutschsprachigen Raum, die sich nicht nur mit ökologischen Aspekten sondern auch mit der Entstehung, Behandlung und insbesondere auch Vermeidung von Umwelterkrankungen intensiv auseinandergesetzt hat.

Mit ihrer visionären Betrachtungsweise war sie ihrer Zeit um Jahrhunderte voraus. Indem sie seelische und psychische Dimensionen in die Beschreibung der Krankheitsentstehung integrierte, und dabei auch stets ökologische Gesichtspunkte berücksichtigte, könnte man sie nicht nur als eigentliche Begründerin der modernen Psychosomatik, sondern darüberhinaus auch als erste Umweltmedizinerin bezeichnen. Somit ist Hildegard von Bingen viel mehr als eine historische Figur.

In Anbetracht der bedrohlichen Umweltzerstörung und der dadurch dramatisch zunehmenden umweltbedingten Erkrankungen stellt Hildegard von Bingen eine wichtige Ergänzung und Bereicherung der modernen Umweltmedizin dar.

In einer Zeit, in der sich die Folgen der Umweltzerstörung auch immer mehr psychisch in Form von Umwelt-Ängsten, »Fin du monde«- und »No-Future«-Gedanken bemerkbar machen, in der die Gott- und Haltlosigkeit mehr und mehr um sich greift, zeigt sie uns den Weg zurück zur heil- und segensbringenden Einheit: In uns selbst (Körper, Seele und Geist), innerhalb der Schöpfung und insbesondere mit unserem Schöpfer.

München, März 1995

Claus Schulte-Uebbing

Wichtige Vorbemerkungen des Autors zur Anwendung

1. Viele von Hildegards allgemeinen und speziellen Rezepturen gegen umweltbedingte Erkrankungen sind heute wie damals anwendbar und können, am richtigen Platz bei der richtigen Indikation eingesetzt, die Schulmedizin sinnvoll ergänzen. Die in diesem Buch aufgeführten Rezepturen wurden vom Autor nach bestem Wissen und Gewissen aufgrund seiner Erfahrungen als naturheilkundlich und umweltmedizinisch orientierter Facharzt für die tägliche Praxis zusammengestellt.

2. Viele neuartige Rezepturen, die bisher in anderen »Hildegard-Büchern« nicht beschrieben sind, sind aufgrund eines mehrjährigen intensiven Literaturstudiums entstanden. Dabei dienten dem Autor vor allem folgende Schriften als Grundlage:

   »Physica«: Abbé Migne: »S. Hildegardis abbatissae opera omnia, Patrologiae Cursus Completus, Paris 1855, Spalten 1117–1352«

   »Causae et Curae«, Originalschrift Paul Kaiser, Leipzig 1903, Bayerische Staatsbibliothek München, zitiert als C.C.K.

   »Causae et Curae«, Originalschrift der Übersetzung von Hugo Schulz, München 1933, Bayerische Staatsbibliothek München, zitiert als C.C.Sch.

3. An dieser Stelle muß nachdrücklich darauf hingewiesen werden, daß die vom Autor verwendeten Texte höchstwahrscheinlich, aber nicht sicher von Hildegard stammen, da Hildegards Originalschriften »Physica« und »Causae et Curae« fehlen.

Wenngleich viele der erwähnten Rezepturen in den letzten Jahren vom Autor zum Teil mit sehr guten Erfolgen in Klinik und Praxis zum Wohle vieler Patienten angewendet werden konnten, sind auch eine ganze Reihe von Rezepturen in diesem Buch aufgeführt, die bisher noch nicht oder nicht hinreichend erprobt werden konnten. Auch sind einige Rezepturen hinsichtlich potentieller Nebenwirkungen nicht ungefährlich.

Viele Rezepturen sind sehr gut geeignet als Hilfe zur Selbsthilfe und haben sich diesbezüglich auch sehr gut bewährt. Dennoch empfiehlt der Autor die Anwendung nach Möglichkeit nur unter Anleitung eines/einer umweltmedizinisch und naturheilkundlich versierten Therapeuten/Therapeutin.

Inhalt

Kapitel 5

Umweltmedizinische Diagnostik nach Hildegard

Kapitel 6

Therapie umweltbedingter Krankheiten im Sinn Hildegards

Kapitel 7

Entgiftungs- und Ausleitungsmittel von A – Z

Anhang

Kapitel 1

Einführung

Warum Umweltmedizin?

In jüngster Zeit nehmen die sogenannten »Umweltkrankheiten« erschreckend zu. Etwa jeder dritte bis vierte von uns leidet an Allergien, jeder zweite hat eine oder mehrere sogenannte »Unverträglichkeiten« von Nahrungsmitteln oder Umweltschadstoffen. Etwa zehn bis fünfzehn Prozent der Bevölkerung leiden heute an Heuschnupfen, vor zwanzig Jahren waren es noch etwa ein bis zwei Prozent. Bis zu fünfzehn Prozent der Großstadtkinder leiden unter Bronchialasthma, etwa genauso viele Kinder haben immer wieder sogenannte Ekzeme (= Hautausschläge), die durch Umweltgifte verursacht oder mitverursacht sind.

Immer wieder wird darüber diskutiert, ob denn überhaupt Umweltschadstoffe die Ursache für solche Allergien sein können. Daß dies so ist, zeigt folgendes kurze Beispiel: Es ist eine Tatsache, daß die Allergien gegenüber Pollen, Milben, Haustieren und Schimmelpilzen rapide zugenommen haben. Heute weiß man, daß dies mit einer Störung des Immunsystems einhergeht. Die Zahl der Pollen, Milben, Haustiere und Schimmelpilze hat aber nicht zugenommen, sondern eher abgenommen. Auch das immer wieder für solche Allergien verantwortlich gemachte Zigarettenrauchen hat nicht zugenommen, sondern eher abgenommen. Was aber in erheblichem Umfang produziert und in die Umwelt abgegeben wurde und wird, sind die Umweltschadstoffe: Jährlich lagern sich dreißigtausend Tonnen Chemikalien, meist Stäube und kleinste Partikel (= Teilchen) aus Abgasen auf unseren mitteleuropäischen Äckern an der Oberfläche der Pollen, Milben und Schimmelpilze beziehungsweise auf Fell und Haaren der Haustiere an. So kommt es zu einer sogenannten Potenzierung (= Mehrfachverstärkung) der allergenen Wirkung.

Krebs durch Umweltgifte

Noch ein weiteres Beispiel: Wir beobachten in den letzten zwei Jahrzehnten eine ständige Zunahme von Krebserkrankungen. Während noch vor dreißig Jahren die Krebserkrankungen in weniger als fünfzehn Prozent für die Todesfälle verantwortlich gemacht werden konnten, stellen sie heute bereits knapp fünfundzwanzig Prozent der Todesursachen dar. Besonders schlimm ist die Entwicklung auf dem Gebiet der weiblichen Krebserkrankungen. Immer mehr jüngere Frauen erkranken an Brustkrebs. Seit 1970 hat sich die Anzahl der registrierten Brustkrebsfälle bei Frauen im Alter unter fünfzig Jahren mehr als verdoppelt. Dies ist besonders bedenklich, zumal wir heute aus mehreren Studien wissen, daß zwischen Entstehung und Entdeckung von Brustkrebs etwa ein Zeitraum von zehn bis zwanzig Jahren liegt. Wie in späteren Kapiteln gezeigt werden wird, weiß man aufgrund neuester Untersuchungen, daß sich das Brustkrebs-Gewebe durch eine deutlich höhere Schadstoffkonzentration von normalem Brustdrüsengewebe unterscheidet. Aber auch die Entstehung von Gebärmutterhalskrebs wird in jüngster Zeit mit Umwelteinflüssen in Verbindung gebracht, die durch Veränderung des Scheiden- und Gebärmutterhals-Milieus das Wachstum bestimmter (sogenannter HPV-) Viren fördern, die wiederum zu einem Vorstadium des Gebärmutterhalskrebses führen können. Besonders erschreckend ist die Zunahme der Leukämien bei Kindern.

Unerfüllter Kinderwunsch durch Umweltgifte

Besonders schwer treffen Umweltschadstoffe viele Ehepaare, denen dadurch ihr Kinderwunsch versagt bleibt. Etwa jedes fünfte bis siebte Ehepaar ist heute ungewollt kinderlos. Entweder kommt es durch verschiedene Schädigungsmechanismen zu gar keiner Schwangerschaft (= sogenannte primäre Sterilität) oder zu gestörten Schwangerschaftsverläufen, die dann nicht selten mit Abgängen oder Totgeburten enden.

Warum steigen diese Erkrankungen an?

Eine eindeutig einzelne Ursache ist nicht zu finden. Aber exakt innerhalb dieses Zeitraumes, in dem die oben genannten Krankheiten zugenommen haben, hat sich die Belastung mit Pflanzen- und Holzschutzmitteln, mit sogenannten Organochlorverbindungen, insbesondere mit Dioxinen und Furanen, aber auch mit Schwermetallen vervielfacht.

Pestizide, Hormone, schwer abbaubare Organochlorverbindungen und vieles mehr belasten unser Trinkwasser. Viele Brunnen dürfen nur noch mit Ausnahmegenehmigungen betrieben werden, weil sie so nitratverseucht sind. Dazu kommt erschwerend, daß unsere Nahrung inzwischen weitgehend »industriell kaputtgemacht« ist. Jeder Bundesbürger nimmt pro Jahr mit der Nahrung sechs bis acht Pfund reine Chemie zu sich.

Die folgende Übersicht zeigt das breite Spektrum der Umwelteinflüsse, denen wir alle ausgesetzt sind:

Psychische/seelische Belastungen

Streß, Ärger, Konflikte in Partnerschaft, Familie, am Arbeitsplatz, im Bekanntenkreis, in Nachbarschaft, Verwandtschaft etc.

Herde im Körper

Tote Zähne, Infektionsherde, Schadstoffquellen, Amalgam, Palladium, Spirale, Kunststoffimplantate, etc.

Herde am Körper

Kosmetika, Haarfärbemittel, -tönungsmittel, Nagellack, Textilien

Medikamente

Antibiotika, Antimykotika, Abwehrschwächende nebenwirkungsreiche Medikamente

Ernährung

Bestrahltes Gemüse, Obst, Mikrowellenkost, Konserven, Fast Food

Der Mensch von Heute

Bürogifte

Kunststoffe, PVC, Klebstoffe, Farben Lösungsmittel, Bürogeräte, EDV

Haushaltschemikalien

Reinigungs-, Desinfektions-, Insektenvernichtungs-, Lösungsmittel etc.

Wohn-/Krebsgifte

Formaldehyd Isozyanate, Asbest, Radon, Lösungsmittel, Schwermetalle, Holzschutzmittel

Belasteter Standort

Schlechter Schlaf- Wohn-, Arbeitsplatz „Geophysikalische Anomalien

Elektrosmog

Elektrische, elektromagnetische Gleich- und Wechselfelder

Die folgenden Schlagzeilen geben eine Übersicht über zunehmende umweltbedingte Erkrankungen:

In Mitteleuropa hat bereits jeder Dritte Allergien.

Ursachen sind chemische Schadstoffe

in Luft, Boden, Wasser und Nahrungsmitteln.

Die Nahrungsmittelallergien

nehmen dramatisch zu.

Jeder von uns nimmt pro Jahr mit der täglichen Nahrung

ca. drei bis vier Kilogramm reine Chemie zu sich.

Die Zahl der Krebstoten hat sich

in den letzten 30 Jahren verdoppelt.

Bösartige Hauterkrankungen (v. a. Melanome)

haben sich in diesem Zeitraum vervierfacht.

Immer mehr Kinder erkranken an Leukämie.

Noch nie sind so viele junge Frauen an Brustkrebs erkrankt.

Auch der Dickdarmkrebs nimmt immer mehr zu.

Die Abgänge und Mißbildungen

steigen in den Industrienationen kontinuierlich an.

Zunehmend wird von Erkrankungen

durch Dioxin-, Furan-, Pestizid-

und Schwermetallbelastungen berichtet.

Konsequenzen

Die umweltbedingten Erkrankungen nehmen dramatisch zu. Jeder Therapeut/ jede Therapeutin, egal ob Arzt/Ärztin, Heilpraktiker(in), Krankenschwester, Pfleger, Psychotherapeut(in) und Seelsorger(in) und alle weiteren Therapeut(inn)en, die hier nicht aufgezählt sind, sollten sich umweltmedizinisch weiterbilden, zumal dies sehr viele Patient(inn)en, Selbsthilfegruppen, Journalisten und interessierte Laien seit vielen Jahren ständig tun. Auch die Universitäten sollten in Zukunft diese Zusammenhänge lehren.

Aufklärung über umweltbedingte Erkrankungen ist vorbeugende Medizin: Durch Schadstoffvermeidung können den Patient(inn)en viele seelische, psychische und körperliche Leiden erspart werden.

Sofortiges Handeln ist nötig

Da es sich bei der Entstehung umweltbedingter Krankheiten um sehr komplizierte Mechanismen handelt, ist es zum heutigen Zeitpunkt nicht möglich, sämtliche Zusammenhänge vollständig zu beweisen. Es wäre jedoch aus ganzheitlicher Sicht, gerade im Hinblick auf die vielen Hilfesuchenden, die oft schwer umweltkrank sind, falsch, nichts zu tun und abzuwarten, bis die letzten wissenschaftlichen Daten vorliegen.

Bereits bei Vorliegen eines begründeten Verdachtes auf krankmachende Umweltgifte muß unverzüglich und konsequent gehandelt und vor allem behandelt werden.

Grenzen der modernen Umweltmedizin

Nach einer umfassenden umweltmedizinischen Untersuchung können gezielte Schadstoffausleitungen, kombiniert mit ganzheitlicher Entgiftung und abwehrsteigernden Maßnahmen durchgeführt werden. Allerdings stößt hier die Schulmedizin sehr schnell an ihre Grenzen. Gerade bei umweltbedingten Erkrankungen sind herkömmliche schulmedizinische Behandlungsmethoden häufig nicht in der Lage, meist langjährig bestehende Beschwerden zu vermindern oder gar zu beseitigen.

Das Buch wurde so abgefaßt, daß sich Kranke und Betroffene schnell orientieren können. Im Anhang finden Sie einen U.M.W.E.L.T.-Test-Fragebogen, den Sie selbst ausfüllen können. Auch finden Sie eine Liste mit Selbsthilfegruppen sowie ausführliche weiterführende Literatur des Autors.

Kapitel 2

Allgemeines über Hildegard

Warum gerade eine mittelalterliche Klosterfrau?

In der heutigen Zeit wird sich so mancher Leser dieser Schriften mit der Religiosität schwer tun, die in Hildegards Schriften steckt. Viele, die vom Atheismus der heutigen Zeit geprägt sind, werden zunächst schwer Zugang zur Klosterfrau Hildegard finden können: Wer hat heute Verständnis für eine Äbtissin, Benediktinerin, fromme Jungfrau, die ihr ganzes Leben in einem streng religiösen Milieu verbrachte?

Wer Hildegards Schriften trotz möglicher oben genannter religiöser Vorbehalte objektiv und unvoreingenommen studiert, wird feststellen, daß sie nicht nur kulturhistorischen sondern auch und insbesondere medizinischen Wert haben. Zweifellos beeinflußt von der Kloster- und Volksmedizin und von Galen gibt sie uns in ihren Werken sehr viel Neues, Brauchbares und Wissenswertes. Man könnte Hildegard als die erste Umwelt-Ärztin bezeichnen, zumal sie wichtige umweltmedizinische Zusammenhänge sehr gut erkannt hat.

Bei einer genaueren Analyse muß man erkennen, daß Hildegard mit einer Fülle von Heilpflanzen, Kräutern, Bäumen und Mineralien vertraut war und uns einen großen Heilschatz hinterlassen hat. Viele Rezepturen können auch in der heutigen Zeit eingesetzt werden.

Die Therapie der heiligen Hildegard bezieht die gesamte Umwelt einschließlich aller in ihr wirkenden Gesetze mit ein. Analysiert man ihr therapeutisches Werk, so steht dieses auf vier Säulen, die nicht nur den Körper stärken und entlasten (Entgiftung, Ausleitung, Abwehrsteigerung), sondern insbesondere auch die Seele (das Gefühl) harmonisieren und den Geist (Verstand, Intellekt, Wissen) mit neuen Impulsen versehen.

Das Leben der heiligen Hildegard

Es ist schon viel über die heilige Hildegard und ihre Werke geschrieben worden. Ich werde daher ihre Lebensbeschreibung nur in aller Kürze bringen.

Im Sommer 1098 wurde die heilige Hildegard zu Bermersheim bei Alzey als Tochter des Edelfreien Hildebert von Bermersheim und seiner Gemahlin Mechthild geboren. Mit acht Jahren kam sie in klösterliche Erziehung in die Frauenklause, die dem Benediktinerkloster auf dem Disibodenberg angeschlossen war. 1147 siedelte sie in das von ihr gegründete Kloster Rupertsberg bei Bingen über und leitete es als Äbtissin.

Seit ihrer frühesten Kindheit war Hildegard eher schwächlich und häufig krank, doch begabt, und wurde mit 8 Jahren in klösterliche Erziehung gegeben. Nach ihrer eigenen Angabe besaß sie schon von ihrem fünften Lebensjahr an die Gabe, in wachem Zustand Visionen zu erleben. Mit zweiundvierzig Jahren begann sie ihre Visionen aufzuschreiben und verfaßte von da an viele Schriften, besonders theologischen Inhalts, aber auch naturwissenschaftlich-medizinische Werke, Gedichte und musikalische Kompositionen.

Hildegard pflegte einen ausgedehnten Briefwechsel mit Fürsten und Volk, mit hoher und niedriger Geistlichkeit, die alle Rat und Trost von ihr erbaten. Bis ins hohe Alter unternahm sie Missionsreisen in die Rhein-, Main- und Nahegegend, um vor Klerus und Volk zu predigen. Unermüdlich war sie in ihrer seelsorgerischen und auch medizinischen Tätigkeit. Sie verfaßte verschiedene Schriften in lateinischer Sprache, von denen einige Naturwissenschaften und Arzneikunde behandeln.

Hildegard war als Ärztin nicht nur in ihrem Kloster, sondern auch in der Umgebung tätig. Man könnte annehmen, daß sie in ihren Werken vor allem Selbsterlebtes und Selbstgesehenes wiedergibt, eventuell ergänzt durch das Wissen, das sie sich nach und nach aus anderen Schriften erworben hatte. Auch könnte man zunächst meinen, daß sie sich in ihren Auffassungen an Galen bzw. an seine Schule anschließt. Wie Hildegard in ihren Schriften allerdings selbst immer wieder betont, erhielt sie all ihr Wissen und ihre Kraft, durch göttliche Offenbarung. Am 17. September 1179, im 82. Lebensjahr, fand das segensreiche Wirken dieser für ihre Zeit einzig dastehenden Frau ein Ende.

Der Kanonisationsprozeß wurde aus unbekannten Gründen nicht abgeschlossen, jedoch hat die katholische Kirche die heilige Hildegard in das römische Martyrologium unter dem 17. September eingereiht.

Die Quellen der Hildegard von Bingen

Ein nicht unerhebliches Problem stellt die Tatsache dar, daß Hildegards Originalschriften »Physica« und »Causae et Curae« bis heute fehlen. Es ist nicht garantiert, daß die uns überlieferten handschriftlichen Texte alle original von Hildegard stammen. Darüberhinaus ist die Lektüre nicht immer ganz einfach, zumal diese Schriften nicht aus oratorischen Sätzen, sondern aus ungrammatischem Latein aufgebaut sind, das sehr oft mit Deutsch gemischt ist. Man geht heute davon aus, daß Hildegard ihre Werke nur zum Teil selbst niedergeschrieben hat. Ein Großteil wurde von ihr dem Kapellan Vollmar und dem Mönch Wibert diktiert, die ihre Gedanken dann niederschrieben. Aus den folgenden Zeilen Vollmars sehen wir, daß diese Gedanken bzw. Vorstellungen ganz und gar ihr Eigen waren: »Mein geliebter Sohn Vollmar verlangte eine derartige Freiheit nicht, sondern begnügte sich, meine Schriften nach den Regeln der Grammatik zu verbessern ..., denn mir ist es nicht gegeben, in klassischen Worten zu sprechen.«

Ob und in welchem Umfang Hildegard ihr reiches Wissen direkt aus literarischen Quellen bezogen hat, ist, wenigstens bis jetzt, nicht festgestellt. Manche Historiker bezweifeln eine Kenntnis der antiken Schriftsteller bei Hildegard und sind der Meinung, es ließen sich von der alten griechischen Medizin, welche besonders durch Vermittlung der Araber in Süditalien und Spanien damals schon wieder bekannt geworden war, bei Hildegard nur wenige oder sogar keine Spuren nachweisen. Sicherlich entstammen viele Kenntnisse eigenen Beobachtungen und Erfahrungen. Hildegard hatte eine für ihre Zeit erstaunliche Selbständigkeit des Geistes. So ist es wahrscheinlich, daß sie vorwiegend aus der reichhaltigen Klostertradition, aber auch aus Beobachtung und ärztlicher Praxis ihr reiches Wissen geschöpft hat. Manche Historiker führen Hildegards Kenntnisse auch auf das Studium zahlreicher antiker Schriftsteller zurück. Gefundene Ähnlichkeiten beispielsweise mit Galen sind kein Beweis dafür, daß Hildegard Galens Werke, die in ihrer lateinischen Übersetzung weit verbreitet waren, selbst kannte, zumal sie die lateinische Sprache nur ungenügend beherrschte, wie sie selbst des öfteren betont und auch ihre Biographien berichten. Sie kann ihr Wissen auch nur aus mündlicher Überlieferung aus der Klostertradition oder aus der Volksmedizin geschöpft haben. Die alte Klostertradition war zum damaligen Zeitpunkt schon stark mit antiker Buchweisheit durchsetzt, und es fällt schwer, festzustellen, was germanisches Eigentum und was uralte Überlieferung aus der Antike ist.

Somit ist folgendes am wahrscheinlichsten: Hildegards umweltmedizinische und ökologische Kenntnisse, wie sie in der »Physica« und in »Causae et Curae« zu Tage treten, sind eine Sammlung von Klostertradition und Volksmedizin, erweitert durch eigene Vision und Beobachtung, ergänzt und abgerundet durch viel eigene Praxis.

Hildegard – die erste Umweltärztin

Die heilige Hildegard gibt nicht nur eine zusammenhängende Beschreibung von Gesundheit und gesundem Leben, sondern darüberhinaus auch Hinweise auf umweltbedingte Krankheitsentstehung, -verhütung und Therapie.

Von hier aus wäre es vielleicht möglich, ein Bild zu schaffen, was ein gesunder Mensch machen soll, und was er nicht tun soll, um seine Gesundheit zu bewahren.

Nach Hildegard ist Gesundheit kein Zustand, sondern ein Prozeß. Eine Einheit von Körper, Seele und Geist, Einklang und Harmonie mit Schöpfung und Schöpfer. Ziel der Therapie bei Hildegard ist es, ein Gleichgewicht zwischen Körper, Seele und Geist zu erhalten beziehungsweise wiederherzustellen. Dies geht nach Hildegard nur durch die Wiederherstellung einer Harmonie mit der Schöpfung und mit Gott.

Hildegard: »... Diese Heilmittel sind von Gott gewiesen und werden den Menschen entweder gesund machen oder er muß sterben, oder Gott will nicht, daß er gesund wird ...« (C.C. 165, 21)

Somit kann man Hildegard als die erste Umweltärztin bezeichnen, zumal sie wichtige umweltmedizinische Zusammenhänge sehr gut erkannt hat. Dies geht aus den folgenden Sätzen hervor:

»... Die ganze Natur soll dem Menschen dienen, so daß er mit ihr wirke, weil der Mensch ohne die Natur weder leben noch bestehen kann.« (P.L. 755, b)
»... In der gesamten Schöpfung sind geheime Heilkräfte verborgen, die kein Mensch wissen kann, wenn sie ihm nicht von Gott offenbart wurden.« (L.D.O. I, 4; P.L. 893 C)

Hildegard hat ganz moderne Zusammenhänge erkannt und treffend beschrieben:

»... Im Menschen sind Feuer, Luft, Wasser und Erde und aus ihnen besteht er. Vom Feuer hat er die Körperwärme, von der Luft den Atem, vom Wasser das Blut und von der Erde den Körper ...« (C.C. 49, 29) ». .. Diese vier Grundstoffe sind so eng verknüpft und verbunden, daß keins vom anderen getrennt werden kann. Daher halten sie so fest aneinander, daß man sie die Grundbausteine des gesamten Kosmos nennen kann ...« (C.C. 2, 37 ff.)

Die Therapie der heiligen Hildegard bezieht die gesamte Welt einschließlich aller in ihr wirkenden Gesetze mit ein. Analysiert man ihr therapeutisches Werk, so steht dieses auf vier Säulen, die nicht nur den Körper stärken und entlasten (Entgiftung, Ausleitung, Abwehrsteigerung), sondern insbesondere auch die Seele (das Gefühl) harmonisieren und den Geist (Verstand, Intellekt, Wissen) mit neuen Impulsen versehen.

Basierend auf dem Grundsatz, daß die Seele der Therapie die Therapie der Seele ist, sind die zwei Säulen »Seele« und »Geist« sogar wichtiger als die zwei Säulen »Körperentgiftung und -abwehr«.

Hildegard schreibt dazu: »... Die Seele des Menschen, die vom Himmel herab von Gott in den Menschen kommt, ihn belebt und ihn vernünftig macht, stirbt nicht, wenn sie den Menschen verläßt, sondern geht den Belohnungen für das Leben oder den Qualen ewiger Verdammtnis entgegen, um ewig weiterzuleben ...«

Und am Treffendsten ist die Aussage Hildegards: »... Die Seele der Therapie ist die Therapie der Seele ...«

Hilfe zur Selbsthilfe

Ein ganz wichtiges Prinzip bei Hildegard ist die »Hilfe zur Selbsthilfe«. Gesundheit ist nach Hildegard eine große Gnade, ein Geschenk Gottes, für das man tagtäglich nicht nur danken, sondern auch sehr viel tun muß. Hildegard war die erste Frau, die klar ausgesprochen hat, daß jeder für seine Gesundheit selbst verantwortlich ist.

Kapitel 3

Grundlagen der Umweltmedizin

Was heißt »Umweltmedizin«?

Der Begriff »Umweltmedizin« wurde im 1991 erschienenen ersten deutschsprachigen Lehrbuch der Umweltmedizin so definiert:

>*»Umweltmedizin ist die Lehre von
der Erkennung, Erforschung,
Beschreibung, Prävention und Therapie
umweltbedingter Erkrankungen«*

(Schulte-Uebbing, C., Zahn, V., Lehrbuch der Umweltmedizin, 1991)

Philosophisch betrachtet, ist Umweltmedizin natürlich viel mehr als eine Lehre.
Umweltmedizin ist letztlich die logische Konsequenz einer ehrlichen und auf-
richtigen Dankbarkeit und Ehrfurcht des Menschen gegenüber Schöpfer und
Schöpfung. (Schulte-Uebbing, 1992)

Umweltmedizin nach Hildegard

Jeder, der meint, die Umweltmedizin sei eine neue Wissenschaft, irrt sich. Die
Heilige Hildegard von Bingen schrieb vor einem knappen Jahrtausend:

*». . . Die ganze Natur soll dem Menschen dienen, so daß er mit ihr wirke, weil
der Mensch ohne Natur weder leben noch bestehen kann . . .«*

Umweltmedizin: Erste therapeutische Pflicht

Jeder Therapeut sieht tagtäglich Patienten, die wegen der Folgen von Umwelt-schadstoffen auf Körper, Seele und Geist krank geworden sind. Doch nicht jeder Therapeut ist sich dieser Zusammenhänge bewußt. Dabei sollte gerade er ein »Seismograph« zur Früherkennung umweltbedingter Erkrankungen sein. Schließlich sieht er als empirischer Beobachter tagtäglich neurotoxische Effekte durch Lösungsmittel, Schwermetalle, Alkohol etc., Effekte durch Pesti-zidbelastungen, Holzschutzmittel im Haus, Fußböden aus phenolharzverleim-ten Spanplatten und vieles mehr.

Der Therapeut ist meist die erste »Anlaufstelle« der Patienten, außerdem ihre Vertrauensperson und kennt darüberhinaus die sozialen, beruflichen und familiären Verhältnisse. Er sollte Bescheid wissen über regionale Umweltbela-stungen, z. B. die Existenz von Müllverbrennungsanlagen, Chemiefabriken, Pestizideinträge in die Böden, Nitratbelastungen und vieles mehr.

»Gesundheit« aus umweltmedizinischer Sicht

Es gibt viele Möglichkeiten, den Begriff »Gesundheit« zu definieren. Aus umweltmedizinischer Sicht ist Gesundheit kein Zustand, sondern ein Prozeß. Sie muß täglich neu errungen werden und ist letztlich die Folge eines sinnvol-len und ausgewogenen Umgangs mit den elementaren Grundbedürfnissen des menschlichen Lebens unter Berücksichtigung lebenswichtiger ökologischer Zusammenhänge.

Nach Hildegard von Bingen ist Gesundheit »Einklang mit Schöpfer und Schöpfung«. Nach Hildegard ist nur so eine »absolute Harmonie zwischen Körper, Seele und Geist« möglich.

Gesundheit nach Hildegard im weiteren Sinne ist somit immer abhängig von der individuellen Lebensführung, vom persönlichen Verhalten in Familie, Freundschaft, Arbeit und Freizeit und setzt Eigeninitiative und Selbstvertrauen voraus.

Die Gesundheit des/der Einzelnen und der Bevölkerung ist abhängig von gesellschaftspolitischen Bedingungen. Sie kann nur erhalten werden, wenn die Einheit von Körper, Seele und Geist im Mittelpunkt aller Bemühungen steht.

Umwelt als Krankheitsursache

Die folgenden Aspekte zeigen auf, warum Umweltmedizin immer wichtiger wird.

- Die biologischen Lebensgrundlagen des Menschen waren noch nie so sehr bedroht wie heute.
- Das Trinkwasser ist verseucht mit Nitraten, Pestiziden und schwer abbaubaren Schadstoffen.
- Die Luft ist voll von Auto- und Industrieabgasen. Rauchende Kamine, rauchende Mitmenschen.
- Unsere Grundnahrungsmittel sind vollsynthetische chemische Produkte.
- Das »tägliche Brot« ist eine Mixtur aus Backpulver, Enzymen, Stabilisatoren, Geschmacksverstärkern etc.
- Obst und Gemüse sind bestrahlt und angereichert mit Kunstdünger, Pestiziden, Konservierungsmitteln.
- Unsere Wohn- und Arbeitsplätze sind schadstoffbelastet:
- Inneneinrichtung, Möbel, Teppiche, Tapeten sind verseucht mit Holzschutz- und Lösungsmitteln, Formaldehyd etc.

Umweltbedingte Erkrankungen

Krankheitsbilder, die durch Umweltgifte verursacht sein können, nach Fachgebieten geordnet (unvollständige Auswahl):

Frauenheilkunde: Unerfüllter Kinderwunsch
Abgänge
Mißbildungen
Brustkrebs
Gebärmuttermyome
Endometriose
Hormonelle Störungen
Pilzerkrankungen

23

Innere Medizin: Bronchitis
Müdigkeitssyndrom (Holzschutzmittelsyndrom)
Häuserkrankheit
Nahrungsmittelallergie
Rhythmusstörung
Lebererkrankungen
Schilddrüsenerkrankung
Colitis ulcerose

Neurologie/ Depression
Psychiatrie: Neuro-muskuläre Erkrankung
Gedächtnisstörung

HNO: Hörsturz, Schwerhörigkeit
Schwindel, Ohrgeräusche (Tinnitus)
chronische Sinusitis, chronischer Schnupfen

Augen: Augenschleimhautentzündung (Konjunktivitis)
Sehstörungen

Orthopädie: Bandscheibenerkrankungen

Chirurgie: Magenkrebs, Dickdarmkrebs, Leberkrebs

Zahnheilkunde: Amalgam-, Palladiumvergiftung

Kinderheilkunde: Neurodermitis, Pseudokrupp, Asthma, hyperaktives Kind, plötzlicher Kindstod, Leukämie

Dermatologie: Allergien, Chlorakne

Urologie: Blasenkrebs, Impotenz
Prostataleiden

Beschwerdebilder bei umweltbedingten Erkrankungen

Allgemeine Beschwerden

- Allgemeines Krankheitsgefühl
- Innere Unruhe
- Reizbarkeit
- Überempfindlichkeit gegen Wärme/Kälte
- Schlaflosigkeit
- Abgeschlagenheit
- Müdigkeit, Mattigkeit
- Schwächegefühl
- Zahnschmerzen
- Brechreiz
- Blähungen
- Schluckstörungen

Spezielle Beschwerden

- Infektanfälligkeit
- Durchfall
- Herzrhythmusstörungen
- Blutdruckschwankungen

Beschwerden an der Haut

- Haarausfall
- Brennen
- Juckreiz
- Nässen
- Trockenheit
- Ausschläge
- Blasen
- Hautwunden im Mundwinkelbereich
- Afterjucken

Sonstige Beschwerden

- Augenbeschwerden: Brennen, Juckreiz, Schmerzen, Entzündungen, starkes Tränen, Sehstörungen, Lidschwellungen
- HNO-Beschwerden: Mundtrockenheit, unregelmäßige Atmung, Juckreiz, Niesreiz, laufende bzw. verstopfte Nase, Heiserkeit, Husten, Ohrgeräusche, Schwindel, immer wiederkehrende Schwerhörigkeit
- Orthopädische Beschwerden: Gelenkschmerzen, Kraftlosigkeit, Spastische Krämpfe, Rückenschmerzen
- Urologische Beschwerden: Häufiges oder unregelmäßiges Wasserlassen, Juckreiz, Potenzstörungen
- Neurologische Beschwerden: Krämpfe, Lähmungen, Kopfschmerzen, Koordinationsstörungen, Migräne
- Psychische Beschwerden: Depressivität, Angst, übernatürlich starke Aktivität, Antrieb- und Leistungsschwäche, Gedächtnis-, Wortfindungs- und Verhaltens- und Konzentrationsstörungen.

Oft können unspezifische, diagnostisch nur schwer auswertbare Symptome Vorankündigungen umweltbedingter Krankheiten bzw. Hinweise für bereits vorhandene Erkrankungen sein. Ein ganz wesentlicher Punkt bei der Betrachtung umweltbedingter Erkrankungen ist die Gesamtbelastung des Organismus.

Früherkennung sogenannter »Dekompensationsanzeichen«

Wenn die durch Alter, Geschlecht, Erbfaktoren, Trainings- und Ernährungszustand sowie Organschäden vorgegebene individuelle Regulations- und Widerstandskraft des Organismus gegenüber von außen einwirkenden Chemikalien, Strahlungen etc. geschwächt ist, kann der Körper innerhalb seiner begrenzten eigenen Möglichkeiten nicht mehr gegensteuern. Es kommt dann zur sogenannten »Dekompensation« (= der Körper ist erschöpft) und zu Funktionsstörungen, die im weiteren Verlauf zu sogenannten »manifesten« (d. h. bereits vorhandenen) Erkrankungen. Dabei können dann auch die in kleinen Mengen, aber über lange Zeiträume aufgenommenen Schadstoffe von Bedeutung sein.

In diesen Formenkreis gehören auch die durch das Verhältnis zur Umwelt bedingten sogenannten »psychosomatischen« (d. h. Körper und Seele betreffenden) Störungen. Sie spiegeln den seelischen und geistigen Status wieder, der besonders empfindlich auf negative Umwelteinflüsse reagiert.

Gerade hier ist die Hildegard-Heilkunde eine sinnvolle und notwendige Ergänzung der Schulmedizin.

Denn Hildegard schreibt dazu: »... *Die Seele des Menschen, die vom Himmel herab von Gott in den Menschen kommt, ihn belebt und ihn vernünftig macht, stirbt nicht, wenn sie den Menschen verläßt, sondern geht den Belohnungen für das Leben oder den Qualen ewiger Verdammnis entgegen, um ewig weiterzuleben ...«*

Die folgende Übersicht zeigt schematisch, wie umweltbedingte Erkrankungen entstehen können (abgewandelt aus: Zahn, V., Schulte-Uebbing, C., Lehrbuch der Umweltmedizin, München, 1991):

Streßauslösende Umweltursachen:
Chemikalien, Strahlung, Bakterien, Viren, Pollen
Nahrungsmittelgifte, Luftschadstoffe, Lärm, Ärger, Streß

Belastbarkeit
Psychischer und seelischer Zustand
Alter, Erbfaktoren, Ernährungs- und Trainingszustand, Organschäden

Phase 1 (verstärkte Erstreaktion)
Erstkontakt: Starke seelische, psychische und körperliche Reaktion

Phase 2 (Widerstandsphase)
Adaptation des Körpers an Umweltstressoren, psychischer Widerstand
Geringe Symptomatik, erhöhte Stoffwechselleistungen
Seelisches und psychisches Gleichgewicht gestört

Phase 3 (Zusammenbruch)
Fortschreitende Schädigung des Organismus, stärkste Symptome
Manifestation von Erkrankungen

Phase 4 (Sterben und Tod)
Absterben des Organismus, Irreversible Schäden, Tod

Eine Reihe von Streß-Auslösern, wie z. B. Chemikalien oder Strahlung addieren bzw. potenzieren sich zur Gesamtbelastung des Körpers. Je nach individueller

Regulations- und Kompensationsschwelle reagiert der menschliche Organismus mit den genannten 4 Phasen. Die allermeisten Patienten suchen erst in der 2. oder 3. Phase den Arzt auf. Es ist Aufgabe und Ziel der Umweltmedizin, daß bereits vor der Phase 1 eingegriffen wird.

Wissenschaftliche Grundlagen

Umwelteinflüsse auf das Immunsystem

Zwei Systeme im menschlichen Körper stehen in ständiger Wechselbeziehung zwischen der Umwelt und dem inneren Körpermilieu, das Immunsystem und das Zentrale Nervensystem. Beide Systeme können verantwortlich sein für die Entstehung umweltbedingter Erkrankungen. Störungen des Immunsystems sind für die Entstehung vieler Erkrankungen verantwortlich, so z.B. für die Entwicklung von Allergien. Wissenschaftliche Untersuchungen haben gezeigt, daß Umweltfaktoren in beide Systeme eingreifen können, so daß äußerer Streß auf biochemischem Weg Krankheiten hervorrufen kann.

Bei entzündlichen Prozessen, die durch Umweltkrankheiten ausgelöst werden, handelt es sich zwar um Reaktionen des Immunsystems, nicht aber um biochemische Prozesse, die einen immunologischen Charakter aufweisen; denn wie auch immer die entzündlichen Vorgänge verursacht werden, das Ergebnis ist immer eine Beeinträchtigung der Funktion des betreffenden Gewebes. Am häufigsten wird bei Umweltkrankheiten eine Veränderung der sogenannten T-Lymphozyten in Funktion und Anzahl gefunden. Diese können u.a. durch Nahrungsmittelgifte, Chemikalien und psychosozialen Streß in ihrer Funktion beeinträchtigt werden.

Psychoimmunologie

Aufgrund der Erfahrungen der modernen »Psychoimmunologie«, einer relativ jungen Wissenschaft, die sich mit den Wechselwirkungen zwischen Psyche und Immunsystem befaßt, wissen wir heute, daß viele Schädigungen des Immunsystems über psychische und psychovegetative Mechanismen ablaufen. Viele neue Untersuchungen deuten darauf hin, daß die Entstehung umweltbedingter Erkrankungen ebenfalls »mehrdimensional« abläuft, das heißt, nicht nur über rein körperliche, sondern auch und insbesondere über seelische und geistige Mechanismen.

Zunahme psychosomatischer Krankheiten

Dramatisch nehmen sogenannte »psychische Erkrankungen« und »psychoso-matische Krankheiten« zu. Immer mehr Patient(inn)en greifen zu Psychophar-maka, Betäubungsmitteln und Drogen. Analysiert man genauer, was hinter diesen psychischen und psychosomatischen Erkrankungen steckt, stellt man fest, daß häufig Umweltschadstoffe als Auslöser oder Verstärker der Sympto-me gefunden werden.

Zur Zeit wird an verschiedenen Universitäten untersucht, wie und über welche Mechanismen das Zentrale Nervensystem (ZNS) bei Überempfind-lichkeiten gegenüber Nahrungsmitteln und Umweltschadstoffen reagiert. Bis-her weiß man, daß zwischen dem ZNS und dem Immunsystem Interaktionen bestehen und daß das Immunsystem auf schädliche Umwelteinwirkungen empfindlich reagiert. Umweltmedizinische Untersuchungen haben ergeben, daß Patienten mit Umwelterkrankungen signifikant häufiger neuropsychiatri-sche Symptome aufweisen. Bei der Verdauung von Nahrungsmitteln gelangen Hormone in die Blutbahn, die nach dem Passieren der Blut-Hirn-Schranke unmittelbar auf das Gehirn einwirken und das menschliche Verhalten beeinflussen können. Man hat festgestellt, daß Umweltschadstoffe in Nah-rungsmitteln – insbesondere Schwermetalle und Pestizide – auf das ZNS und das periphere Nervensystem direkt toxisch wirken. Wenn Nahrungsmittel die Bildung von sogenannten Immunkomplexen auslösen, können sie die Funktion der Blut-Hirn-Schranke schwer schädigen, so daß Verhaltensauffälligkeiten auftreten können. Neurophysiologische Untersuchungen lassen vermuten, daß Nahrungsmittel und deren chemische Verunreinigungen deutliche Verände-rungen des menschlichen Verhaltens auslösen können. Häufig werden beeinträchtigt:

- Eßverhalten
- Trinken
- Lernen
- Motorische Aktivität
- Gemütslage
- Gedächtnis

Es gibt Patienten, die bereits beim Anblick einer Pestizidpackung schwere neurophysiologische Symptome zeigen. Umweltbedingte körperliche oder psychische Krankheiten weisen oft ein typisches Verlaufsmuster auf. Dabei kommt es zu »Anregungs- und Entzugsphasen«, die während einer akuten Reaktion auf schädliche Umweltreize auftreten, die Stunden, aber auch mehrere Tage dauern kann.

Viele Wissenschaftler nehmen heute an, daß organische Lösungsmittel die Entstehung neurotischer Störungen bis hin zu schweren hirnorganischen Defekten entscheidend fördern können. Oft ist es schwer, umweltmedizinische Symptome eindeutig auf die Wirkung von Industriechemikalien zurückzuführen.

Die folgende Übersicht (unvollständig) zeigt Umweltkrankheiten mit psychischer Komponente auf:

Umweltkrankheiten mit psychischer Komponente

Aluminium-Syndrom (siehe Schwermetall-Syndrome)
Amalgam-Syndrom
Anspannungs-Erschöpfungs-Syndrom (Tension-Fatigue-Syndrom)
Arsen-Syndrom (siehe Schwermetall-Syndrome)
Blei-Syndrom (siehe Schwermetall-Syndrome)
Cadmium-Syndrom (siehe Schwermetall-Syndrome)
Chrom-Syndrom (siehe Schwermetall-Syndrome)
Chronisches Müdigkeitssyndrom (siehe Müdigkeitssyndrom)
Eisen-Syndrom (siehe Schwermetall-Syndrome)
Formaldehyd-Syndrom
Gas-Vergiftungs-Syndrome
Häuserkrankheit
Holzschutzmittel-Syndrom
Sick Building Syndrome (siehe Häuserkrankheit)
Hyperaktives Kind
Kindererkrankungen mit Umweltursachen (u. a. Asthma, hyperaktives Kind, Krupp, Neurodermitis, Pseudokrupp etc.)
Lösungsmittel-Syndrome
Mangan-Syndrom
Morbus Alzheimer
Müdigkeitssyndrom
Nahrungsmittelallergie
Neurodermitis
Nickel-Syndrom (siehe Schwermetall-Syndrome)
Ozon-Syndrom
Palladium-Syndrom

Plötzlicher Kindstod (SIDS)
Polyneuropathie
Pseudokrupp
psychiatrische Erkrankungen (siehe neurologische Erkrankungen)
Quecksilber-Syndrom (siehe Schwermetall-Syndrome)
Schwermetall-Syndrome
SIDS (plötzlicher Kindstod)
Silber-Syndrom (siehe Schwermetall-Syndrome)
Thallium-Syndrom (siehe Schwermetall-Syndrome)
Unverträglichkeits-Syndrom (siehe Allergien und Unverträglichkeiten)
Uran-Syndrom (siehe Schwermetall-Syndrome)
Vanadium-Syndrom
Zink-Syndrom
Zahnerkrankungen (siehe Amalgam-Syndrom, Schwermetall-Syndrome, Palladium-Syndrom etc.)

Ursachen psychischer Krankheiten im Sinne Hildegards

Moderne Ursachen psychischer Erkrankungen

- Wir verarmen geistig und seelisch.
- Der Materialismus unserer Zeit führt unweigerlich zur inneren Leere.
- Immer mehr Menschen haben Depressionen, sind isoliert und einsam, ohne Halt, ohne Perspektive.
- Wegwerfgesellschaft:
  - Wegwerf-Produkte
  - Wegwerf-Worte (Mündliches gilt nichts mehr)
  - Wegwerf-Beziehungen (Promiskuität)
  - Wegwerf-Embryos (Abtreibung)
  - Wegwerf-Senioren (Euthanasie)
- Über die Hälfte der Alten werden abgeschoben.
- Die Suizidrate wächst.
- Es fehlen Vorbilder: In der Politik, in der Wissenschaft, in der Medizin.
- Jugend ohne Vorbilder: Drogenkonsum. Videokonsum. Resignation. No Future.
- gottlos, lieblos, hoffnungslos.

Umweltbedingte Krebserkrankungen

Wohl kaum eine Erkrankung hat in der neueren Zeit soviel Schrecken verbreitet wie der Krebs. Etwa 20 bis 30 Prozent aller Menschen sterben heute an den Folgen einer Krebserkrankung. Viele davon könnten gerettet werden, wenn ihr Krebs rechtzeitig erkannt worden wäre.

Nach neueren wissenschaftlichen Untersuchungen liegen bei fünfundsiebzig bis achtzig Prozent aller Krebserkrankungen Umweltfaktoren zugrunde. Dazu gehören chemische Substanzen in der Luft, im Wasser, im Boden, in der Nahrung und in Medikamenten. Das mit Abstand größte Risiko aus der Umwelt ist das Zigarettenrauchen, das für zweiundzwanzig bis vierzig Prozent aller krebsbedingten Todesfälle verantwortlich ist. Zu den weiteren Risikofaktoren gehört die Luftverunreinigung durch den Rauch der Industrieschornsteine, der Müllverbrennungsanlagen, der Kraftwerke, der beheizten Wohnhäuser und der Autoabgase. Auch chemische Substanzen können zu Krebs führen, entweder durch direkten Kontakt bei der Arbeit am Arbeitsplatz oder durch indirekte Aufnahme, zum Beispiel durch das Wasser oder durch Nahrungsmittel. Spätestens seit Tschernobyl wissen Sie alle, wie gefährlich die radioaktive Strahlung ist. Doch beschränken wir uns dabei nicht nur auf die radioaktiven Strahlen. Auch Röntgenstrahlen und die zur Bräunung der Haut so geschätzten ultravioletten Strahlen, vor allem aber auch die Mikrowellen können Krebs erzeugen.

Wenn wir essen, geht es letztlich darum, der kleinsten Einheit, der Zelle, einer Einheit aus lebender Materie, Nahrung zuzuführen. Für unser Überleben ist es unbedingt notwendig, daß die Membran der Zelle richtig strukturiert und normal durchlässig ist. Beim Darm bringt eine Erhöhung der Durchlässigkeit ein verstärktes Eindringen von Darminhalt ins Innere der Zelle mit sich: Neben der unverzichtbaren Nahrung gelangen Gifte, Bakterien und Viren in die Zelle. Um eine normale Membran aufbauen zu können, muß der Körper über normales Baumaterial, sprich normale Nahrungsstoffe, verfügen.

Krebsfördernde Umweltfaktoren

Viele Umweltschadstoffe gelten aufgrund neuerer Untersuchungen als sogenannte »krebsfördernde Faktoren«. Dazu gehören beispielsweise Farb- und Konservierungsstoffe und andere Zusätze in Lebensmitteln wie Zyklamate (Süßstoffe) und Saccharine. Diese wurden in den USA wegen ihrer krebserregenden Wirkung bereits aus dem Verkehr gezogen, in Europa jedoch nicht. Weitere krebsfördernde Mittel sind Nitrite, Nitrate, Safrol und andere. Lebensmittel können auch krebserregend wirken, wenn sie falsch gelagert werden (PCB in der Schutzschicht von Milchvorratssilos), wenn sie raffiniert oder gekocht werden (z. B. Wiederverwendung von Frittieröl).

Krebs-Typus

Manche Forscher behaupten, daß Krebserkrankungen ein besonderes psychologisches Profil eigen sei, dessen hervorstechende Züge »Passivität«, Mangel an Aggressivität und Lebenswillen seien, was zur Selbstzerstörung in der Zelle führe. Der amerikanische Radiologe Simonton hat unter anderem sogenannte psychische Traumen systematisiert. Die moderne Psychoimmunologie geht heute davon aus, daß jeder psychische oder physische Schock einen Zustand von Streß und einen Adrenalinstoß hervorrufen kann. Dadurch kommt ein kompliziertes System von Hormonausschüttungen in Gang (Nebennieren, Hypothalamus, Hirnanhang), das auf den Angriff reagiert. Falls man nun in einem solchen Moment zu Anregungsmitteln, wie Zigaretten, Alkohol oder Drogen greift, erschöpft das System vollends. Aufgrund neuerer Erkenntnisse weiß man, daß unter Umständen ein erhöhter Hormonspiegel bösartige Prozesse beschleunigen kann, falls der Tumor über Rezeptoren verfügt, die durch solche Hormone stimuliert werden. Ein wichtiges Beispiel sind Östrogene, die das Wachstum des Gebärmutterkrebs stimulieren können.

Eine bösartige Erkrankung bedroht, stört und zerstört die Einheit von Körper, Seele und Geist. Um diese Einheit wiederzuerlangen, ist es zunächst wichtig, daß man sich bewußt mit der Krankheit auseinandersetzt, um ihr dann ganzheitlich ohne Angst zu begegnen.

Umwelteinflüsse bei der Tumorentstehung

Der Mensch in seiner technisch-zivilisatorischen Umwelt ist heute in verstärktem Maß Krebsgiften ausgesetzt, die über Wasser, Luft, Boden und Nahrung auf den menschlichen Organismus einwirken. Bei der Entstehung einer Krebserkrankung handelt es sich um ein komplexes Geschehen mit vielen Ursachen und mehreren Wirkungen.

Bei jeder Krebserkrankung sollten aus umweltmedizinischer Sicht insbesondere folgende Faktoren untersucht werden:

- Umweltschadstoffe
- Lebensgewohnheiten
- Ernährungsgewohnheiten
- Immun-Status
- Erbliche Belastung
- Biographie
- Psychische Verhaltensmuster

Interessant ist, daß bereits 1964 eine Expertengruppe der Weltgesundheitsorganisation zu dem Ergebnis kam, daß 75 % aller Krebserkrankungen vermeidbar sein müßten, weil sie durch äußere umweltbedingte Faktoren hervorgerufen werden, die im Gegensatz zu den meisten inneren, körpereigenen Faktoren verändert bzw. vermieden werden können. Die äußeren Faktoren wurden definiert als die gesamte Umwelt des Menschen einschließlich Ernährung und spezifische Verhaltensweisen.

Moderne Untersuchungen

Störungen des Immunsystems durch Umweltschadstoffe sind nicht nur für die Entwicklung von Allergien verantwortlich zu machen, sondern auch eine mögliche Hauptursache der Krebsentstehung.

Insbesondere beim hormonabhängigen Krebs, beim Brustkrebs, Eierstockkrebs und beim Gebärmutterkrebs müssen in diesem Zusammenhang Wechselbeziehungen zwischen Umweltschadstoffen, Hormon- und Immunsystem als bedeutsam angesehen werden.

Zwei Systeme im menschlichen Körper stehen in ständiger Wechselbeziehung zwischen der Umwelt und dem inneren Körpermilieu, das Hormon- und das Immunsystem, beide gesteuert durch das übergeordnete Zentrale Nervensystem. Untersuchungen haben gezeigt, daß Umweltfaktoren sowohl in das Hormonsystem als auch in das Immunsystem eingreifen können, so daß äußerer Streß auf biochemischem Weg Krankheiten hervorruft.

Das Immunsystem eines 15jährigen Menschen weist 8 Billionen immunkompetente Zellen auf und wiegt 1,5 kg. Während früher vor allem entzündliche Prozesse bei Umweltkrankheiten untersucht wurden, sind die Abnormitäten des Immunsystems, die bei Patienten mit Umweltkrankheiten nachweisbar sind, erst in den letzten Jahren Gegenstand der Forschung geworden; insofern wird dieses Feld auch durch besonders viele widerstreitende wissenschaftliche Meinungen geprägt.

Bei entzündlichen Prozessen, die durch Umweltkrankheiten ausgelöst werden, handelt es sich zwar um Reaktionen des Immunsystems, nicht aber um biochemische Prozesse, die einen immunologischen Charakter aufweisen; denn wie auch immer die entzündlichen Vorgänge verursacht werden, das Ergebnis ist immer eine Beeinträchtigung der Funktion des betreffenden Gewebes.

Am häufigsten wird bei Umweltkrankheiten eine Veränderung der T-Lymphozyten in Funktion und Anzahl gefunden. Diese können u.a. durch Nahrungsmittelgifte, Chemikalien und psychosozialen Streß in ihrer Funktion beeinträchtigt werden.

Umweltfaktoren als Streßauslöser

Auch Streß kann durch Umweltschadstoffe (mit-)verursacht oder verstärkt werden. Dieser wiederum muß nach modernsten Untersuchungen als ein wesentlicher Katalysator der Krebsentstehung und -ausbreitung angesehen werden. Experimentelle Versuche haben gezeigt, daß Streß-Phänomene die Funktion der T-Lymphozyten beeinträchtigen, so z. B. wenn man die Zellen mit Ozon in einer Konzentration konfrontiert, wie sie beispielsweise in der Luft in Los Angeles während eines Smog-Alarms gemessen wird. Der menschliche Organismus benötigt etwa 2 Wochen, um sich nach einer derartigen Ozon-Reaktion wieder zu erholen. Umweltschadstoffe bewirken oft, daß sogenannte Mediatorsubstanzen durch das Immunsystem aktiviert werden, die dann Störungen in verschiedenen Organen hervorrufen können. Solche Mediatorsubstanzen sind beispielsweise Prostaglandine, Kinine, Serotonin, Histamin oder Acetylcholin, die sich in der Wirkung gegenseitig verstärken können, wobei derartige Effekte von Schadstoffen bereits in relativ niedrigen Konzentrationen nachweisbar sein können: So löst z. B. Phenol und Formaldehyd in niedrigen Dosen eine konzentrationsabhängige Histaminausschüttung aus.

Aufgrund neuerer Forschungsergebnisse wird angenommen, daß Umwelterkrankungen als Überempfindlichkeitsreaktionen auf Umweltfaktoren aufzufassen sind, die über ein Netzwerk von verschiedenen biochemischen Wegen im Körper wirken; dabei kommt den oben genannten Mediatoren eine große Bedeutung zu. Unter Streß scheidet die Nebenniere das sogenannte Encephalin aus, ein endogenes Opiat, das auch die Funktion der T-Lymphozyten verändern kann.

Immunkomplexkrankheiten als Krebs-Vorstufen

Bei Arbeiten in einer Kunststoffabrik, die Vinylchlorid und organischen Lösungsmitteln ausgesetzt waren, wurden verschiedene Immunkomplex-Krankheiten, unter anderem auch Nierenbeckenentzündungen, sowie verschiedenste Autoimmunkrankheiten festgestellt.

Das Risiko eines Menschen, an Krebs zu erkranken, hängt vor allem von 2 Faktoren ab, vom Einfluß krebserzeugender Schädigungen von außen und von der Antwort der Körperzellen auf die krebserregende Substanz. Eine chemische Substanz wird erst in Verbindung mit einer Körperzelle krebserregend. Aber schon eine Zelle reicht aus, um in einem empfindlichen Wirtsorganismus einen Tumor zu erzeugen.

Medizin-philosophische und ethische Aspekte

Schulmedizin in der Sackgasse?

Die moderne Schulmedizin hat zweifelsfrei sehr große Vorzüge: Viele Fortschritte wären niemals möglich geworden. Allerdings stößt die Schulmedizin auch schnell an ihre Grenzen. Und die Zahl kritischer Patienten wächst.

Kritik an der modernen Schulmedizin

- Der Glaube an den technischen Fortschritt und an die wertfreie Wissenschaft führt die heutige Medizin in die Sackgasse.
- Wir züchten heute Wissenschaftler und Mediziner heran mit immer größeren Gehirnen und immer kleineren Herzen (Prof. M. Thürkauf).
- Die Krankenkassen zahlen viel Technik und Apparatemedizin, das Gespräch zwischen Arzt und Patienten wird pauschal abgegolten.
- Es gibt immer weniger Ärzte, dafür immer mehr Mediziner, die machen, was machbar ist, solange es abgerechnet werden kann.
- Sie kennen über 100 Abrechnungsziffern, aber nur selten die zehn Gebote.
- Die heutigen Mediziner verstehen nichts mehr von Gesundheit, nur noch von 60 000 Krankheiten (Prof. Schipperges).
- Die Mediziner lernen nichts über Ernährung (Dr. M. Bruker).

Der Therapieansatz psychosomatischer Umweltkrankheiten im Sinne Hildegards

- Der Arzt kuriert, und Gott heilt.
- Er ist der einzige Arzt, der heilen kann.
- Gott hat keine Halbwertszeit.
- Ein guter Arzt fürchtet nicht den Staatsanwalt, sondern Gott und sein Gewissen.

Kapitel 4

Umwelterkrankungen von A bis Z

Allergien und Unverträglichkeiten

Deutliche Zunahme von Allergien:

Heuschnupfen:
Häufigkeit heute 10–15 % (Stadt und Land), in den zwanziger Jahren noch 1 %, vorwiegend Stadt.

Asthma im Kindesalter:
Häufigkeit heute 3–10 %

Ekzeme im Kindesalter:
Häufigkeit heute 10–15 %

Nahrungsmittelallergien:
Häufigkeit heute bis 20 %

Die Zahl der Pollen, Milben, Haustiere, Schimmelpilze etc. hat nicht zugenommen, eher abgenommen. Dennoch nimmt die Pollenallergie kontinuierlich zu. Primäre Ursache ist die Störung des Immunsystems. Jährlich landen 30 000 Tonnen Chemikalien auf bundesdeutschen Äckern. Stäube und Kleinstpartikel aus Abgasen lagern sich an Pollen an. Die Allergenität der Pollen verstärkt sich durch die Umweltgifte.

Warum nehmen die Allergien zu?

Exakte ursächliche Zusammenhänge sind nicht nachweisbar.

Aber beispielsweise ist die Nahrung industriell kaputtgemacht:

- Jeder Bundesbürger nimmt pro Jahr mit der Nahrung sechs bis acht Pfund reine Chemikalien zu sich.
- Das »Tägliche Brot« besteht aus Stabilisatoren, Bindemitteln, künstlichen Enzymen, Geschmacksverstärkern, Konservierungsmitteln etc.
- Unser Obst und Gemüse ist bestrahlt und gentechnisch verändert (z. B. Tomaten, die weder echte Sonne noch echte Erde gesehen haben).
- Getreide, Obst und Gemüse sind pestizidbelastet: Tausende von Tonnen hochgiftiger Nervengifte in Nahrungskette.
- Getreide, Obst und Gemüse sind blei- und cadmiumbelastet, z. B. von klärschlammgedüngten Böden.
- Tagtäglich entstehen zwanzig bis fünfzig völlig neuartige chemische Verbindungen, die dann früher oder später die Umwelt (Luft, Boden, Wasser) belasten.
- Besonders dramatisch ist die Nitratbelastung in Boden, Grund- und Trinkwasser.
- Extrem hoch sind Dioxin- und Furanwerte in menschlichen Körpersäften, v. a. in Körperfetten (Muttermilch) weit über zulässigen Höchstwerten.

Es lassen sich beliebig viele weitere Beispiele nennen.

Nahrungsmittel-Allergien

Nahrungsmittel-Allergien gehören meist zur Gruppe der Erkrankungen vom sogenannten Sofort-Typ I. Häufig werden sie durch nicht bearbeitete Nahrungsmittel bzw. durch deren natürliche Bestandteile hervorgerufen, vor allem im frühen Kindesalter. Seit langem bekannt sind Allergien gegen Milch, Ei, Fisch, Schalentiere, rohes Gemüse, Mehle u. a.; daneben kommen auch Allergien auf Nahrungsmittelzusatzstoffe, z. B. Farbstoffe und Konservierungsstoffe, vor.

Die Diagnostik ist schwierig; dazu gehören Anamnese, Eliminationsdiäten, Provokationstests und Antikörperbestimmungen. In der Regel treten an der Haut oder an den Atemwegen allergische Erscheinungen in Form von Nesselsucht bzw. Asthma auf; seltener werden Durchfälle im Bereich des Magen-Darm-Traktes beobachtet. Wenn man zwei oder mehr der nachfolgenden Symptome feststellt, ist eine Nahrungsmittelallergie sehr wahrscheinlich:

- Chronische Müdigkeit, bei der Schlafen nicht hilft
- Über- oder Untergewicht oder starke Körpergewichtsschwankungen
- Ödeme im Gesicht (dunkle Ringe unter den Augen), an den Händen, an den Fußgelenken und im Unterleib (Gefühl des »Aufgeblähtseins«)
- Herzklopfen (Tachykardie), besonders nach dem Essen
- Übermäßiges Schwitzen, auch ohne körperliche Anstrengung

■ Allergien und Unverträglichkeiten

Nahrungsmittel-Allergien müssen von Nahrungsmittel-Unverträglichkeiten unterschieden werden, die sich als Durchfall nach Genuß eines bestimmten Nahrungsmittels äußern, ohne daß immunologisch eine Allergie nachgewiesen werden kann.

Potentielle Allergene sind:

- **Lebensmittelzusatzstoffe:**

  Antioxidationsmittel, Antimikrobielle Mittel, Säureregulatoren, Konservierungsstoffe, Farbstoffe, Aromastoffe, Geschmacksverstärker, Süßstoffe, Gelier- und Verdickungsmittel, Stabilisatoren, Emulgatoren

- **Pestizidrückstände:**

  Düngemittel, Schädlingsbekämpfungsmittel, Pilzbekämpfungsmittel, Unkrautbekämpfungsmittel

- **Inhalierte Stoffe:**

  Tabak, Sprays: Haar-, Haut-, Schuh-, Insektensprays, Medikamentensprays (Schnupfen, Asthma), Stoffe von Putzereien, Färbereien, Gerbereien, Industrielle Abgase, Kfz-Abgase, Müllverbrennungsabgase

- **Kontaktstoffe:**

  Duftstoffe (Parfums, Cremes), Deodorants (Schweiß, Intimbereich), Bräunungs-, Bleichmittel, Wasch-, Spül-, Putzmittel, Desinfektionsmittel (Jod, Merfen)

- **Arzneimittel, chemisch-synthetisch**

Allergien bei Kindern

Schon bei Neugeborenen sind immunologische Defekte nachweisbar, die die allergische Diathese oder Erkrankung andeuten, mit denen die Kinder später konfrontiert werden.

Schadstoffbelastung der Muttermilch

Die Muttermilch ist durch die weltweite intensive Verwendung von chemischen Produkten mit einem hohen Schadstoffpotential belastet und induziert die in ihr gespeicherten Gifte in den jungen Körper in einer Entwicklungsphase, die als die empfindlichste des Lebens gelten muß. Unter Vorsorgeaspekten sind für die wichtigsten Gifte und Schadstoffe Höchstmengen festgelegt worden. Sie betreffen Belastungen der Nahrungsmittel, des Wassers, der Luft und der Bedarfsgegenstände, ausgelöst durch Emissionen technischer Anlagen und Verfahren und durch Verwendung von Pflanzenschutzmitteln in der Landwirtschaft. Von den örtlichen Untersuchungsämtern für das Gesundheitswesen werden Rückstandsuntersuchungen der Frauenmilch erstellt, die die Gehalte an Organochlorpestiziden und polychlorierten Biphenylen ausweisen und sie den zulässigen Höchstmengen für Konsummilch gegenüberstellen. Die giftigste Umweltschadstoffgruppe, die der Dioxine und Furane, deren Gehalte in der Muttermilch vom BGA als besorgniserregend beurteilt werden, ist in der amtlichen Analyse nicht enthalten, vermutlich weil die Arbeiten zu aufwendig und die Kosten zu hoch sind. Die Gesetze und Verordnungen konnten jedoch nicht verhindern, daß die Belastung des menschlichen Körpers und speziell der Muttermilch immer stärker zugenommen hat. So wird von einigen Autoren bereits empfohlen, auf das Stillen von Säuglingen teilweise oder ganz zu verzichten.

Alternative Allergie-Therapie:

- Physikalische Therapie
  - Atemtherapie, Inhalationen
  - Hydrotherapie nach Kneipp, Heilbäder, Sauna
  - Haltungsgymnastik
- Homöopathie
- Ernährungs-Phytotherapie
- Symbioselenkung
- Akupunktur, Akupressur

40

- Reflexzonenmassage (nach Dr. W. H. Fitzgerald 1872–1942)
- Elektrostimulation (Elektroakupunktur nach Weller 1977)
- Bioresonanztherapie (nach Morell)
- Enzymtherapie
- Milchpeptide (nach Prof. Gauri)
- Yoga (chines. Selbstregulation und Selbstkontrolle)
- Wushu (chinesische Bewegungskunst), z. B. Tai Chi Chu, Tsi Gong
- Psychotherapie
- Eigenbluttherapie
- Frischzellentherapie
- Ozontherapie
- Fiebertherapie
- Vermeiden von Wohngiften
  1. in Möbeln, Betten, Matratzen, Schlafzimmerteppichen
  2. Klimaanlage
  3. Feuchtigkeit > 70 %
  4. Farben, Lacke, Lasuren
  5. Stromleitungen: Radio, Nachttischlampe, Telefon
  6. Lärm (TV, Kühlschrank, Wasserboiler, Elektroheizung)
  7. Reinigung-Putz-Desinfektionsmittel

Hypo-Allergisierungs-Therapie nach Hildegard:

- Basisdiät mit Dinkel und Kastanien
- Aderlaß
- Schröpfen
- Heilfasten mit gleichzeitiger Entgiftung
- Ausleitung über Leber, Lunge, Nieren, Haut
- Immuntherapie mit Wermut, Gundelrebe, Eberwurz, Quendel, Wasserlinse

Bei Weizenallergie:
- Dinkel-Basis-Diät mit Kastanien, Quendel, Rote Rüben

Für gute Verdauung:
- Bertram, Flohsamen

Gegen Juckreiz:
- Mohnsamenkörner, Apfelschnitzen, Fenchel, Dill, Andorn

Gegen aufgesprungene Haut:
- Rosenöl, 1prozentige Mischung in Olivenöl

Gegen Asthma bronchiale:

- Basis-Diät mit Dinkel
- Psychotherapie nach Hildegard, Ziegenmilch, Hirschzungenelexier

Gegen Heuschnupfen:

- Basis-Diät mit Dinkel
- Hirschzungenelixier
- Jaspis-Nasenolive

Aluminium-Syndrom

Aluminium, ein weitverbreitetes Spurenelement, wird unter anderem über in Folien verpackte Nahrungsmittel, belastetes Trinkwassern, Aluminiumkochgeschirr, bestimmte Magen-Medikamente (sogenannte Antacida) aufgenommen. Die neueste Literatur deutet darauf hin, daß möglicherweise das Aluminium das problematischste Element werden könnte, da es zunehmend durch den sauren Regen gelöst wird und in immer größerer Konzentration in das Trinkwasser gelangt.

Bestimmte Nahrungsmittel können relativ viel Aluminium enthalten, z. B. Kartoffelschalen (bis zu 2000 mg/kg), Apfelschalen (bis zu 20 mg/kg) und viele Dosennahrungsmittel. Einige Konservierungsmittel, z. B. in Salz, Käse, Backpulver, Pralinen und Fertiggerichten enthalten oft sehr viel Aluminium. Es ist darüberhinaus oft ein Hauptbestandteil von Deodorantien.

Amalgam-Syndrom

Amalgam ist eine Legierung, bestehend aus elementarem Quecksilber, Silber, Zink, Kupfer und Zinn in unterschiedlichen Anteilen, die in Deutschland noch von vielen Zahnärzten als Zahnfüllung verwendet wird. Amalgam ist ein Schadstoff, der für viele Krankheiten (mit)verantwortlich gemacht werden muß. Schon lange ist wissenschaftlich erwiesen, daß Amalgam für den menschlichen Organismus äußerst giftig ist. Bereits der Chemiker Stock beschrieb 1939 die fatalen Auswirkungen dieser Quecksilberlegierung. In Japan und Rußland wurde Amalgam 1985 und in Schweden 1991 verboten. Man weiß heute, daß die Halbwertszeit von organischem Quecksilber im Blut etwa drei Monate, im Gehirn 18 Jahre beträgt.

Bei Zahnärzten und deren Helferinnen wurden im Gehirn zehnfach höhere Quecksilberkonzentrationen festgestellt als bei Patienten, die Amalgamfüllungen hatten. Nach Daunderer kann Amalgam u. a. zu Immunschwäche, Krebs, Erbgut-Veränderungen, Anreicherung im Skelettsystem und vielen Allgemeinerkrankungen führen, wobei auch der dringende Verdacht auf bleibende Schäden besteht. Daunderer berichtet über 8000 Patienten, die 1 bis 22 Füllungen im Mittel seit 8 Jahren hatten. Die deutlichen Beschwerden setzen etwa im 6. Jahr ein. Bei intensiver Beschäftigung mit den Patienten fällt auf, daß sehr viele schwere gifttypische Beschwerden beobachtet wurden, die nach Amalgamentfernung und Entgiftung nicht mehr vorhanden waren. Die Früherkennung von Schäden durch Amalgam ist äußerst problematisch. Daher ist die sofortige Einführung von toxikologisch ungefährlichen Ersatzstoffen und das absolute Verbot für Amalgam zu fordern.

Chronische Amalgamvergiftung

Der/die Amalgamvergiftete wird ängstlich und menschenscheu und wird oft fälschlicherweise als psychisch krank eingestuft. Er/sie zeigt oft folgende Symptome:

- Erhöhte Infektanfälligkeit, Allergien
- Energielosigkeit, verminderte Leistungsfähigkeit
- Schwindel, Sehstörungen, Hörstörungen
- Nervenreizungen, Nerven-Funktionsausfälle
- Merkfähigkeitsstörungen etc.
- Eierstockzysten, Endometriose, Myome
- Unerfüllter Kinderwunsch
- Zeugungsunfähigkeit etc.

Anspannungs-Erschöpfungs-Syndrom (Tension-Fatigue-Syndrom)

Patienten mit Umwelterkrankungen zeigen einen typischen Symptomenkomplex, der als Anspannungs-Erschöpfungs-Syndrom bezeichnet werden kann und im Erscheinungsbild der psychiatrischen Diagnose Neurasthenie sehr ähnlich ist (Goodwin et al., 1979).

Umweltmedizinische Untersuchungen haben gezeigt, daß die große Zunahme der verschiedenen Chemikalien in unserer Umwelt ein Hauptgrund für den deutlichen Anstieg vor allem auch psychischer Störungen ist. Man hat erkannt, daß psychosozialer Streß unter anderem die zelluläre Immunität des menschlichen Organismus beeinträchtigen kann.

Arsen-Syndrom

Arsen ist ein chemisches Element mit halbmetallischem Charakter und wird mit seinen Verbindungen als Legierungsbestandteil, in der Glasindustrie, in Zinkhütten und als Holzschutzmittel für den Außeneinsatz verwendet. 1000 Tonnen werden in der Bundesrepublik jährlich produziert. Nur in seinen Verbindungen ist Arsen giftig. Über Feuerungsanlagen und Metallhütten gelangt Arsen in die Luft, in Spuren überall verbreitet. Die durchschnittliche Tagesaufnahme wird beim Menschen auf 0,05–0,1 mg geschätzt.

Asthma bronchiale, allergisches

Das allergische Asthma gehört zu den häufigsten chronischen Erkrankungen, zum Teil auch schon im Kindesalter. Die Zunahme in der Häufigkeit und in der Schwere des allergischen Asthmas ist heute erwiesen. Als eine mögliche Ursache werden Emissionen aus Automobilen angesehen. In Schadstoff-Tiermodellen konnte gezeigt werden, daß Schwefeldioxid, Stickoxide und Ozon zu chronischen Reizungen und immunologischen Veränderungen führen können. Ursächlich können auch sehr oft Wechselwirkungen zischen Allergenen und Schadstoffen in der Luft sein. Auch Pollen-Partikel können gleichzeitig Träger von Allergenen und Schadstoffen, z. B. von Schwermetallen, organischen Verbindungen und Schwefel sein.

Blei-Syndrom

Die Industrie in Westdeutschland verbraucht jährlich 350 000 t Blei, die Hälfte davon wird für Akkumulatoren benötigt. Die wichtigste Quelle für atmosphärische Emissionen ist der Automobilverkehr (2000 t 1989). Durch die Einführung des bleifreien Benzins nahmen die Bleiemissionen aus Kraftfahrzeugen deutlich ab. Die durchschnittliche Bleiaufnahme in den Industriestaaten beträgt 0,1–0,4 mg/d, in industriellen Ballungsgebieten 0,3–0,5 mg/d. Die WHO hat empfohlen, daß eine Bleiaufnahme von 3,0 mg/Woche nicht überschritten werden soll.

70 bis 80 % des Bleis werden in der Regel mit der Nahrung aufgenommen, wobei der Gehalt des Trinkwassers je nach Konzentration wesentlich diese Aufnahme bestimmen kann.

Brustkrebs (Mamma-Karzinom)

Der Brustkrebs ist in der westlichen Welt der häufigste bösartige Tumor der Frau. Allein in der Bundesrepublik erkranken jährlich ca. 30 000 Patientinnen mit weiterhin steigender Tendenz. 1991 starben in den alten Bundesländern 15 043 Patientinnen am Brustkrebs, verglichen mit 5483 Frauen im Jahre 1952.

Schädigende Umwelteinflüsse

Studien haben gezeigt, daß ein hoher Fettanteil in der Ernährung und starker Alkoholkonsum die Entstehung von Brustkrebs fördern kann.

Östrogene

Man diskutiert derzeit, daß möglicherweise die Pille oder andere synthetische Östrogene das Krebsrisiko erhöhen können. Interessant ist dabei, daß unsere Umwelt immer stärker von Östrogenen durchsetzt ist: Soja als größte Quelle von sogenannten Phyto-Östrogenen erfreut sich als Fleischersatz zunehmender Beliebtheit. Synthetisches Östrogen (Pille) gelangt via Abwässer ins Grundwasser, der Verbrauch von östrogenhaltigen Molkereiprodukten hat ebenfalls enorm zugenommen. Aus Plastikbehältnissen entweicht das synthetische Östrogen Bisphenol-A (BPA). Bei vielen Schadstoffen, z. B. bei Polychlorierten Biphenylen, Heptachlor, Atrazin, oder anderen polyzyklischen Kohlenwasserstoffen wird eine östrogene Wirkung beobachtet.

Rauchen

Zusammenhänge wurden auch zwischen dem Rauchen und erhöhter Brustkrebssterblichkeit in den USA gefunden.

Radioaktive Strahlung

Auch radioaktive Strahlung wird zu den Risikofaktoren für Brustkrebs gezählt. So wird über erhöhte Brustkrebsraten in folgenden Zusammenhängen berichtet:

- nach Bestrahlung akuter Brustentzündungen
- bei Überlebenden der Atombombenabwürfe in Hiroshima und Nagasaki
- nach niedrig-dosierter Kopfhautbestrahlung von Mädchen
- nach Bestrahlung der Brust für verschiedene, nicht bösartige Erkrankungen
- nach Bestrahlung einer vergrößerten Thymusdrüse in der Kindheit
- nach Strahlenbehandlung bei Morbus Hodgkin

Die meisten dieser Forschungsarbeiten zeigen ein erhöhtes Risiko für Brustkrebs zumeist für junge Frauen, d.h. zum Zeitpunkt der Bestrahlung unter 40 Jahren. Interessant ist, daß die Zeit bis zum Auftreten des Krebses häufig 15 Jahre und mehr dauerte. Bei jungen Frauen ist das Brustgewebe offensichtlich für die schädlichen Strahlen sehr empfänglich.

Mammographie

Vor dem Hintergrund dieser Zusammenhänge muß auch die Diskussion um den Nutzen von Mammographie-Untersuchungen gesehen werden. Unstrittig ist, daß die Mammographie die Sterblichkeit an Brustkrebs um mindestens 25 % gesenkt hat. Allerdings gibt es bereits auch Gegenstimmen. Beispielsweise kommt der Wuppertaler Radiologe Gerhard Schneider zu dem Schluß, daß bei Frauen jünger als 45 Jahre von der Mammographie Abstand genommen werden sollte, da »hierbei das Risiko den Nutzen zu überwiegen scheint«. Tatsächlich ist wissenschaftlich ein Nutzen eines jährlichen Mammographie-Screenings bei Frauen unter 50 Jahren nicht bewiesen, wie eine Analyse der größten 8 klinischen, zufallsverteilten Studien ergeben hat.

Elektromagnetische Felder

In letzter Zeit wird auch über Elektromagnetische Felder und Brustkrebs berichtet: Diese Felder sollen die Melatonin-Ausscheidung aus der Hypothese hemmen, wobei das Melatonin krebsunterdrückend zu wirken scheint, indem es das Wachstum von Brustkrebszellen hemmt.

Pestizide

Zunehmend werden auch Umweltgifte wie Pestizide für die Entstehung von Brustkrebs verantwortlich gemacht. Dies wird auch durch eigene Untersuchungen (Schulte-Uebbing und Zahn) bestätigt. Als möglicher Mechanismus der Krebswirkung wird die östrogene und damit tumorwachstumsfördernde Wirkung von Schadstoffen wie PCP, HCB, PCB, Lindan und DDT angesehen. Auch polzyklischen aromatischen Kohlenwasserstoffen wie Benzo(a)pyren und heterozyklischen aromatischen Aminen wird eine Rolle bei der Entstehung von Brustkrebs zugesprochen. Sie entstehen v. a. bei Verbrennungsprozessen und werden v. a. über die Nahrung, durch Zigarettenrauch, in der Stadtluft etc. vom Menschen aufgenommen. Sie sind als kanzerogen, d. h. krebsauslösend anerkannt.

Diagnostik

Aus umweltmedizinischer Sicht sollte in jedem Fall die Konzentration von PCB, HCH, DDT und dessen Abbauprodukt DDE in Blut, Urin, gegebenenfalls auch in der Eierstockflüssigkeit und im Mamma-Punktat bestimmt werden. Nach Möglichkeit ist auch auf Schwermetalle wie Blei, Cadmium und Quecksilber zu untersuchen.

Ganzheitliche Therapieansätze

Die Behandlung des Mamma-Karzinoms hängt von Alter, Allgemeinzustand der Frau und vor allem vom Stadium und der Histologie des Tumors ab. In jedem Fall sollte aus umweltmedizinischer Sicht zusätzlich zu Operation, Strahlen-, Chemo- und/oder Hormontherapie eine immunstimulierende Therapie mit gezielter Entgiftung und Ausleitung der Umweltschadstoffe durchgeführt werden (siehe auch: Schulte-Uebbing, Hildegard, Frauenheilkunde, Pattloch-Verlag, Augsburg, 1995).

Brustzysten und »Mastopathie«

Aufgrund neuester Untersuchungen können Umweltschadstoffe eine mögliche (Teil-)Ursache von Brustzysten sein. In eigenen Untersuchungen fanden wir in der Flüssigkeit von Brustzysten sehr hohe Schadstoffbelastungen: Die Agrargifte DDT und HCH konnten ebenso nachgewiesen werden wie große Mengen des DDT-Abbauproduktes DDE, sowie hohe Dosen der polychlorierten Biphenyle (PCBs).

Cadmium-Syndrom

Cadmium wird bei der Zinkverhüttung als Koppelprodukt in großen Mengen freigesetzt. Weitere Bereiche, in denen Cadmium Verwendung findet, sind: Nickel-Cadmium-Akkumulatoren, Stabilisatoren für Hart-PVC, Pigmente für Kunststoffe, Oberflächenbeschichtung, Klärschlamm, Farbstoffe u. a. Über die Nahrungskette reichert sich Cadmium in Pflanzen, Tieren und auch im Menschen an. Hohe Konzentrationen findet man in Innereien von Schlachttieren, Gemüsen und Speisepilzen.

Ca. 85 % des aufgenommenen Cadmiums gelangen mit der Nahrung und etwa 15 % mit dem Trinkwasser in den menschlichen Körper. Die über die Atmung aufgenommenen Mengen sind zwar sehr gering, ihnen kommt aber dennoch eine große toxikologische Bedeutung zu, weil von ihnen eine krebserzeugende Wirkung ausgeht.

Candida-Syndrom

Sehr häufig sind umweltschadstoffbedingte Verdauungsstörungen. Der weitaus überwiegende Teil umweltschadstoffbelasteter Patienten leidet an Obstipation (= Stuhlverstopfung). Geringer ist der Anteil der Patienten, die unter chronischen Durchfällen leiden. Sehr häufig sind auch Fett- oder Magersucht durch Umweltschadstoffe (mit-)verursacht.

Candida ist ein Pilz, dessen Sporen praktisch überall sind und der nicht nur zu schweren Verdauungsstörungen, sondern auch zu schweren systemischen Erkrankungen führen kann. Auch und gerade im gynäkologischen Bereich ist Candida albicans ein gefürchteter Erreger. Candida kommt überall vor: Im Schwimmbad, auf der Wäsche und in den Betten. Er kann sich auch in der Vagina ständig aufhalten, ohne Beschwerden hervorzurufen. Aber wenn das ökologische Gleichgewicht der Vagina gestört ist, wächst er und vermehrt sich, vor allem in den tiefer gelegenen Teilen der Vagina und um den Gebärmutterhals herum. Häufig verursacht Candida chronische Verdauungsprobleme durch Candida wie Durchfall, Verstopfung, Blähungen oder häufig übelriechender Stuhl mit starker Gasbildung. Obwohl Candida albicans meistens primär im Darm sitzt, können viele systemische Krankheiten auf Candida albicans zurückgeführt werden. Beinahe jedes Organ kann davon betroffen sein, vor allem das Nervensystem, das Hormonsystem und das Verdauungssystem.

Patienten mit Krankheiten, die mit Hefe zusammenhängen, haben im Umwelt-Test fast immer eine vorausgehende wiederholte Einnahme von Antibiotika, von oralen Empfängnisverhütungsmitteln und/oder Corticosteroiden. Durch diese Medikamente wird die Ansiedlung von Candida albicans im Verdauungstrakt und in der Vagina gefördert. Auch Gesundheitsprobleme bei Kindern, die häufig Antibiotikagaben erhalten hatten und Verdauungsstörungen, oralen Soor, Windelwundsein, Hyperaktivität, Lernprobleme und chronische Allergien der Atmungsorgane zeigten, können häufig mit Hefe zusammenhängen.

Eine Hauptursache des Candida-Syndroms ist eine einseitige ungesunde Ernährung. Sehr oft spielen Umweltschadstoffe eine entscheidende Rolle, die sich in minderwertiger Nahrung angereichert haben.

Ein großes Problem sind die gentechnologisch produzierten Lebensmittel. Hier werden mit Hilfe neu gezüchteter Lebewesen, vor allem Mikroorganismen, völlig neuartige Nahrungsmittel erzeugt, die nicht in natürlichen Kreisläufen entstanden sind. Niemand kann mit Sicherheit voraussagen, wie sich diese Organismen in der Umwelt verhalten werden. (Was einmal freigesetzt wurde, kann kaum zurückgeholt werden.) Es ist nicht sicher auszuschließen, daß in dem veränderten Stoffwechsel von Pflanzen oder Mikroorganismen neue bekannte Stoffwechselprodukte entstehen können, die schädlich für den

Menschen sind. Niemand weiß z. B., ob und wie gentechnologisch veränderte Bakterien mit den Bakterien im menschlichen Körper reagieren. Die Produktion von mehr Lebensmitteln für eine Überflußgesellschaft ergibt keinen Sinn. Die von den Befürwortern angesprochenen Probleme wie Welthunger oder Mißernten reicht als Begründung nicht aus, zumal die Abhängigkeit der sogenannten dritten Welt von den Industrienationen noch größer wird.

Ein weiteres Problem ist die Bestrahlung von Lebensmitteln mit Röntgen- und/oder Mikrowellenstrahlen. Ernährungsphysiologisch wichtige Inhaltsstoffe können dabei zerstört werden (z. B. Vitamine, Eiweiß). Es können Radiolyseprodukte (Spaltprodukte) aus Eiweiß (-Tyrosin, DNA-Veränderungen) und Fettsäuren entstehen, die in unterschiedlicher Menge im Lebensmittel verbleiben können. Es kann eine nicht vorhandene Frische des Produktes vorgetäuscht werden. Schädliche Keime werden z. T. erst bei extrem hohen, nützliche dagegen schon bei relativ niedrigen Strahlendosen abgetötet. Es besteht die Möglichkeit der Resistenzbildung bei krankheitserregenden Keimen. Die bisherigen Konservierungsmethoden (Pasteurisation, Sterilisation, Tiefkühlen oder Trocknung) werden durch die Bestrahlung ersetzt.

Eine chronische Besiedelung des Darms mit Candida durch permanent falsche Ernährung und chronische Zufuhr von minderwertiger, schadstoffhaltiger Kost kann langfristig zu schweren Erkrankungen führen. Die Gefährlichkeit von Verdauungsstörungen – gleichgültig, ob es sich um Verstopfung oder Durchfall handelt – wird heute vielfach unterschätzt. Es ist nicht damit getan, bei Verstopfungen Abführmittel und bei Durchfällen Mittel zur Eindickung des Stuhles bzw. zur Verringerung der Darmperistaltik zu geben. Damit werden nur die Symptome, nicht aber die eigentlichen Ursachen bekämpft.

Wenn sich aber im Darm Bakterien oder Pilze ausbreiten, die dort nicht hingehören, dann treten die Stoffwechselausscheidungen dieser Kleinstlebewesen durch die Darmschleimhaut auch in die Lymph- und Blutbahn des menschlichen Körpers ein. Auf diesem Wege können sie sich dann im ganzen Organismus verteilen und so die unterschiedlichsten Krankheiten auslösen. Kopfschmerzen und Migräne gehören ebenso dazu wie Gelenkbeschwerden, allergische Reaktionen, Hautausschläge, Asthma und vieles andere mehr.

Wie wichtig die Beseitigung von Candida albicans im Darm ist, zeigt die Tatsache, daß Personen, die eine Intoleranz gegenüber einer Vielzahl von Chemikalien aufweisen, eine sofortige Besserung ihres Zustandes nach einer Anti-Candida-Therapie zeigen. An dieser Stelle sei auf den Abschnitt »Therapie« verwiesen.

Chlorwasserstoff-Krankheit

Chlorwasserstoff ist ein farbloses Gas mit stechendem Geruch. Es hat hohe Bedeutung bei der Herstellung von PVC. Müllverbrennungsanlagen setzen bei der Verbrennung von PVC Chlorwasserstoffe in großen Mengen in die Umwelt frei. Bei längerem Einwirken von Chlorwasserstoffen auf die Atemorgane kommt es zu Bronchialkatarrhen und heftigem Reizhusten.

Chrom-Syndrom

Als Legierungsbestandteil in Spezialstählen wird Chrom oft zum Oberflächenschutz durch Verchromen bzw. Chromatisieren verwendet. Auch als Gerbereihilfsmittel und Farbpigmente kommen Chromverbindungen zum Einsatz. Über die Atemwege, über die Haut und über die Nahrung werden Chromverbindungen aufgenommen und gelangen in Leber, Niere, Nebenschilddrüse und Knochenmark, wo sie gespeichert werden.

Dioxin-Krankheit (Dioxin-Syndrom)

Dioxine und Furane gehören nach heutigem Kenntnisstand zu den giftigsten Stoffen. Sie fallen bei industrieller Herstellung von verschiedensten Produkten an. Dioxine und Furane entstehen bei natürlichen geologischen Verbrennungsprozessen (v. a. bei vulkanischen Aktivitäten), bei künstlichen Verbrennungsprozessen, insbesondere in Ottomotoren mit bleihaltigem Treibstoff, in Kohlekraftwerken, Heizungs- und Müllverbrennungsanlagen, bei der Herstellung von Pestiziden und Imprägnierstoffen, bei der Verbrennung von kunststoffummantelten Elektrokabeln in Recyclinganlagen.

Dioxine und Furane reichern sich vorwiegend im Fettgewebe an. Bereits unter Normalbedingungen mit einer durchschnittlichen Aufnahmemenge wird die derzeit geltende Vorsorgesicherheitsschwelle oft deutlich überschritten.

Dioxine und Schwangerschaft

Es ist nachgewiesen worden, daß Dioxine placentagängig sind und sich schon in der Gebärmutter nennenswerte Gewebekonzentrationen ergeben. Ein Säugling überschreitet bei einer normalen Stillmenge den sogenannten tolerablen Wert bereits um das Zehnfache, wobei noch berücksichtigt werden muß, daß ein Säugling mit seinen noch in der Entwicklung befindlichen Organen wesentlich empfindlicher gegenüber den Ultragiften ist als ein Erwachsener.

Dioxinbelastung bei Kindern

Wie stark gerade Kinder durch eine erhöhte Dioxinbelastung gesundheitlich beeinträchtigt werden können, läßt sich aus der »Kindergartenstudie« entnehmen, die der Hamburger Senat jetzt veröffentlicht hat. In Hamburger Kindergärten waren PCP-haltige Holzschutzmittel verwendet worden, die Dioxine und Furane enthielten. Diese gelangten über die Raumluft und die Atmung in den Blutkreislauf. Kopfschmerzen, Appetitlosigkeit und Brechreiz waren die Hauptsymptome.

Dioxinanreicherung im Fettgewebe

Dioxine sind Schadstoffe, die an Fett gebunden sind und daher biologisch wenig aktiv. Ab einer »biologisch aktiven« Dosis kommt es zu biologischen Früheffekten, die veränderte Funktionen zur Folge haben. Meist tritt dann eine Schwächung des Immunsystems auf und andere Krankheiten werden in ihrer Entstehung gefördert.

Dioxine in der Muttermilch

Mit dem Stillen werden Dioxinmengen aufgenommen, die im Tierversuch bei Affen die Fruchtbarkeit schädigen und die Immunabwehr schädigen.

Konsequenzen:

- Senkung der Dioxine in der Muttermilch: Aufklärung über gesunde Lebensweise, Vermeiden von Emissionen und Immissionen
- eventuell bei starker Belastung Stillverzicht
- Frauen mit Kinderwunsch: Nahrung ohne tierische Fette
- Umweltmedizinische Schwangerenberatung

Entgiftungstherapie nach Hildegard:

Umstellung der Ernährung auf kontrolliert biologischen Anbau, ökologisch-baubiologisches Bauen und Renovieren
Aderlaß, Schröpfen
Heilfasten mit gleichzeitiger Entgiftung
Ausleitung: Leber, Lunge, Nieren, Haut
Immuntherapie mit Wermut, Gundelrebe, Eberwurz, Quendel, Wasserlinse

FCKW-Krankheit
(Fluor-Chlor-Kohlenwasserstoff-Krankheit)

FCKW sind Fluorchlorkohlenwasserstoffverbindungen, in denen Wasserstoffatome überwiegend durch Fluor- und Chloratome ausgetauscht sind. Die flüssigen oder gasförmigen FCKW werden als Kältemittel in Kühlaggregaten, als Reinigungsmittel in der elektronischen Industrie, zum Aufschäumen von Kunststoffen und als Treibmittel in Spraydosen verwendet. 1986 kamen in Westdeutschland 112 000 t FCKW auf den Markt, weltweit 1 140 000 t. Sie sind in der Stratosphäre entscheidend mitverantwortlich für den Abbau der Ozonschicht, die dadurch die kurzwelligen UV-Strahlen nicht mehr genügend abhalten kann. Mit einer deutlichen Zunahme von Hautkrebs muß deshalb in Zukunft gerechnet werden. Es ist geplant, daß bis 1995 die Verwendung von FCKWs in Deutschland eingestellt wird.

Fettsucht

Unter Fettsucht (= Adipositas) versteht man eine übermäßige Vermehrung oder Bildung von Fettgewebe; häufig betroffen sind berufsbedingt Köche, Gastwirte, Hausfrauen u. a., Ursachen für die Entstehung einer Adipositas sind z. B. Mangel an Bewegung (zu häufiges Autofahren), Unzufriedenheit, Mangel an Zuwendung, Mißerfolgserlebnisse (Kummerspeck). Die Therapieerfolge sind meist nicht befriedigend, weil die Krankheit oft Folge einer Suchthaltung ist. Der behandelnde Arzt sollte feststellen, ob eine endokrinologische Störung oder eine Stoffwechselerkrankung vorliegt. Ein Therapieprogramm sollte folgende Punkte beinhalten:

● Beseitigung schädlicher Umwelteinflüsse (psychosoziales Umfeld)
● Reduzierung der Kalorienaufnahme
● Patientenunterweisung für gesunde Ernährung
● Selbsthilfegruppen
● Verhaltens- und Psychotherapie

Fluorwasserstoff-Krankheit

Fluorwasserstoff ist ein farbloses, giftiges, stark ätzendes Gas, das im Abgas von Müllverbrennungsanlagen, Aluminiumhütten, Ziegeleien und Keramikbetrieben festgestellt werden kann. Bei der Kontamination des Menschen tritt eine starke Reizung der Schleimhäufe auf; es entstehen äußerst schmerzhafte Entzündungen, die in hartnäckige Geschwüre übergehen. Die Heilungstendenz ist sehr schlecht; die betroffenen Gewebspartien müssen möglichst rasch mit Calciumgluconat umspritzt werden. Bei chronischer Belastung kommt es zu Knochen-, Zahn-, Nieren- und Hautveränderungen.

Formaldehyd-Syndrom

Formaldehyd ist ein farbloses, stechend riechendes Gas und als weltweit häufigst produzierte Chemikalie ein wichtiger Grundstoff für die chemische Industrie; die wäßrige Lösung von Formaldehyd ist Formalin. Formaldehyd wird als Desinfektionsmittel, besonders gegen Viren, in Kosmetika und Körperpflegemitteln und als Konservierungsstoff, z. B. in der Anatomie, gebraucht. Harnstoff-Formaldehyd-Harze werden als Bindemittel für Spanplatten und zum Verschäumen von Hohlräumen bei der Isolation von Häusern verwendet.

Wirkung von Formaldehyddämpfen

Die Ausgasungen von Formaldehyd aus Spanplatten und Schäumen können in Wohnungen und Büros starke körperliche Reaktionen hervorrufen; vor allem Kopfschmerzen und Atemwegsreizungen werden beobachtet.

Werden konzentrierte Formaldehyddämpfe eingeatmet, treten an den Schleimhäuten und Lungen schwere Reizzustände auf; bei langfristiger Exposition nimmt die Sensibilisierung der Bronchien zu bis hin zu Asthmaanfällen. Bei Hautkontakten kommt es zu allergischen Reaktionen; eine krebserzeugende Wirkung wird angenommen.

Frauen-Erkrankungen

Viele Frauenerkrankungen werden durch Umwelteinflüsse verursacht oder zumindest mitverursacht. Nicht nur alte und kranke Frauen, sondern auch zunehmend junge Frauen, Schwangere und Wöchnerinnen sind betroffen. Besonders schlimm ist die Entwicklung auf dem Gebiet der weiblichen Krebserkrankungen.

Auch diskutiert man heute zunehmend Umwelteinflüsse als Ursachen von weit verbreiteten Frauenleiden wie chronischem Fluor vaginalis, Dysmenorrhoe, chronisch wiederkehrende Candida-Infektionen und endokrine Dysregulationen.

Sogar bei der in den letzten Jahren stark zunehmenden Endometriose und bei den weit verbreiteten Gebärmuttermyomen sind möglicherweise Umweltschadstoffe ursächlich beteiligt, indem sie über Störeinflüsse der hormonellen Regelkreise das Wachstum dieser gutartigen Geschwülste begünstigen.

Besonders schwer treffen Umweltschadstoffe viele Ehepaare, denen dadurch ihr Kinderwunsch versagt bleibt. Etwa jedes fünfte bis siebte Ehepaar ist heute ungewollt kinderlos. Entweder kommt es durch verschiedene Schädigungsmechanismen zu gar keiner Schwangerschaft (primäre Sterilität) oder zu gestörten Schwangerschaftsverläufen, die dann nicht selten mit Abgängen oder Totgeburten enden.

Häuserkrankheit

Am Beispiel der sogenannten Häuserkrankheit, auf englisch auch »Sick building syndrome« genannt, soll gezeigt werden, wie die »bebaute Umwelt«, das heißt der bebaute Wohn-, Arbeits- und/oder Freizeitbereich zur Entstehung von Krankheiten mit sogenannten »unspezifischen Frühsymptomen« (= Beschwerden im Frühstadium) führen kann. Immer wieder kommt es vor, daß sich Menschen, die in ein neues Gebäude eingezogen sind, plötzlich krank fühlen. Die Leistungsfähigkeit ist vermindert, sie sind unkonzentriert, müde, schlapp und auch psychisch völlig verändert. Das kann unter Umständen an Umweltschadstoffen liegen, die in dieser neuen bebauten Umgebung angereichert sind und nun verstärkt auf die Menschen einwirken.

Frühsymptome, die immer wieder im Zusammenhang mit diesem »Sick Building Syndrome« beobachtet werden können, sind beispielsweise:

- Schleimhautreizungen
- Heiserkeit
- Husten
- Atemnot
- Kopfschmerzen
- Müdigkeit
- Konzentrationsstörungen
- Leistungsschwäche
- allergische Reaktionen

Treten alle oder mehrere dieser Beschwerden immer in einem bestimmten Haus oder in einem bestimmten Raum innerhalb dieses Hauses auf, so besteht ein begründeter Verdacht auf »Häuserkrankheit«.

Gefährdeter Personenkreis

Hinsichtlich der Häuserkrankheit besonders gefährdet beziehungsweise häufig betroffen sind vor allem Menschen, die in »ungesunden« Gebäuden und Wohnungen wohnen und/oder arbeiten. Ungesunde Bauwerke sind solche, die den baubiologischen Kriterien nicht gerecht werden.

Vorbeugung

Aus baubiologischer Sicht gehört zu einem gesunden Bau unbedingt ein gesunder Standort. Dieser sollte nach Möglichkeit frei sein von Altlasten, ohne sogenannte »geophysikalische Anomalien«, möglichst fern von Industrie, Müllverbrennung, Hauptverkehrsstraßen, Kernkraftwerk und nicht neben einer Hochspannungsleitung liegen. Wichtig sind vor allem »gesunde Baustoffe«. Vermieden werden sollten vor allem moderne Baustoffe wie Asbestzementplatten, Spanplatten, oberflächenbehandelte Hölzer, Isoliermaterial, Klebstoffe, Farben und Teppichböden, durch welche die Luft in Innenräumen oft nachweisbar mit typischen Umweltschadstoffen belastet sein kann.

Holzschutzmittel-Syndrom
(Malerkrankheit, Fertighaussyndrom)

Das sogenannte »Holzschutzmittelsyndrom«, auch Malerkrankheit oder Fertighaussyndrom genannt, kommt vor allem in Neubauten vor, in denen Holzteile mit entsprechenden Holzschutzmitteln behandelt wurden.

Holzschutzmittel werden zur Vorbeugung und Bekämpfung von holzzerstörenden und holzverfärbenden Organismen eingesetzt. Sie sind meist Gemische und Emulsionen verschiedener Wirkstoffe, z. B. Insektizide, Fungizide, Lösemittel. Man unterteilt Holzschutzmittel in wasserlösliche und ölige.

Die wasserlöslichen Holzschutzmittel bestehen z. T. aus anorganischen Salzgemischen, die folgende Komponenten enthalten können: Kupfer, Arsen, Chrom, Silizium, Fluor u. a.

Zu den öligen Holzschutzmitteln werden die Steinkohlenteeröl- und Rohöl-Präparate und die lösemittelhaltigen Präparate mit organischen Insektiziden und Fungiziden gerechnet.

Holzschutzmittel können gesundheitsschädlich für den Menschen und die Umwelt sein. Beim Menschen steht als Gesundheitsrisiko der direkte Hautkontakt bei der Verarbeitung von Holzschutzmitteln und das Abgasen biozider Holzschutzmittelbestandteile in die Innenraumluft im Vordergrund; man sollte sie deshalb in trockenen Wohnräumen vermeiden. Ein Zulassungsverfahren für diese Stoffe gibt es bisher noch nicht.

Die folgende Tabelle gibt eine Übersicht über die wichtigsten Daten des Holzschutzmittelsyndroms:

Vorkommen: Neubauten, Teppichböden, Holzteile
Subjektiver Höhepunkt nach ca. 6 Jahren Exposition

Aufnahme: Luft

Symptome: I.   Internistisch/immunologisch:
Augenbrennen, Hautjucken, Magen-Darm-Beschwerden
II. Neurologisch:
Kopfschmerzen, Schwindel, Sprachstörungen, Parkinsoid
III. Psychiatrisch:
Antriebsstörung, Depression, Aggressivität, Vergeß-
lichkeit, Schlafstörung
IV. Neurologische Befunde:
Polyneuropathie, Tremor, Parkinsoid

Grenzwerte: PCP   Furmecyclox
Lindan   Endosulfan
Dioxine   Chlortanolil
Furane   Dichlorfluamid
Tetrachlorphenol   TBT-Verbindung
Phenylquecksilber-Oleat
Carbendazim, Ethylparathion,
Baycarb., Phoxim, Xyligen

Therapie: Vermeidung
Vitamin-B-Komplex
Procain, Cryptophan

Prophylaxe nach Hildegard:
Basisdiät mit Dinkel und Kastanien

Entgiftungstherapie nach Hildegard:

Aderlaß, Schröpfen, Heilfasten mit gleichzeitiger Entgiftung
Ausleitung: Leber, Lunge, Nieren, Haut
Immuntherapie mit Wermut, Gundelrebe, Eberwurz, Quendel, Wasserlinse

Hypersensibilitäts-Syndrom

Immer häufiger kommt es zu sogenannten Hypersensibilitäten, das heißt zu unverhältnismäßig starken Überempfindlichkeits-Reaktionen gegenüber Umweltschadstoffen.

In den wenigsten Fällen handelt es sich dabei um klassische Allergien im strengen Sinne. Umweltschadstoffe fungieren viel häufiger als Suballergene, die sogenannte suballergische Reaktionen (= Überempfindlichkeiten, bei denen der Allergietest noch negativ ist) auslösen. Moderne Umweltmediziner gehen davon aus, daß es sich meist um eine kombinierte Wirkung aus suballergischer und subtoxischer Reaktion handelt. Potentielle Suballergene und subtoxische Substanzen in diesem Sinn können die in der folgenden Tabelle aufgeführten Stoff- und Substanzgruppen sein:

- Lebensmittelzusatzstoffe
  Antioxidationsmittel
  Antimikrobielle Mittel
  Säureregulatoren
  Konservierungsstoffe
  Farbstoffe
  Aromastoffe
  Geschmacksverstärker
  Süßstoffe, Geliermittel, Verdickungsmittel
  Stabilisatoren, Emulgatoren
- Pestizidrückstände
  Düngemittel
  Schädlingsbekämpfungsmittel
  Pilzbekämpfungsmittel
  Unkrautbekämpfungsmittel
- Inhalierte Stoffe
  Tabak
  Sprays: Haar-, Haut-, Schuh-, Insekten-, Medikamentensprays
  Stoffe von Putzereien, Färbereien, Gerbereien
  Industrielle Abgase
  Müllverbrennungsabgase
- Kontaktstoffe
  Duftstoffe (Parfums, Cremes)
  Desodorants (Schweiß, Intimbereich)
  Bräunungs-, Bleichmittel
  Wasch-, Spül-, Putzmittel
  Desinfektionsmittel (Jod, Merfen)
- Arzneimittel, chemisch-synthetisch

Itai-Itai-Syndrom

Das Itai-Itai-Syndrom ist bedingt durch eine überhöhte Belastung des Organismus mit Cadmium. Als chronisch-endemische Massenerkrankung traten in Japan 1955 bei Frauen (Multipara) in der Menopause nach hoher Exposition mit Cadmium folgende Gesundheitsstörungen auf:

● Anämie
● Osteomalazie
● Enteropathie
● Nierenschäden
● Leberschäden

Kinderwunsch, unerfüllt

Unter anderem können die folgenden Umweltschadstoffe die weibliche und männliche Fertilität beeinträchtigen:

● Nahrungsmittelzusätze   – Zyklamat
    – Diäthylstilböstrol
    – Nitrofuran
    – Aflatoxine
    – Grossypol
● Pestizide   – Fungizide
    – Nematozide
    – Fumigantia
    – Herbizide
    – Insektizide (v. a. DDT, Lindan, Dieldrin, Kepone, Carbaryl, Schwefelkohlenstoff)
    – Rodentizide (Fluorazetat)
● Feuerschutzmittel   – Tris
    – polybromierte Biphenyle
● Wärmeaustauscher   – PCB
● Kunststoffprodukte   – Phthalatester
    – Vinylchloride
● Lösungsmittel   – Benzol, Toluol, Glykoläther
    – Tetrachlorkohlenstoff
    – Epichlorhydrin
● Desinfektionsmittel   – Borax, Borsäure

- Inhalationsnarkotika
  - Halothan
  - Methoxyfluran
- Schwermetalle
  - Blei
  - Cadmium
  - Quecksilber

Entgiftungstherapie nach Hildegard:

Aderlaß, Schröpfen
Heilfasten mit gleichzeitiger Entgiftung
Ausleitung: Leber, Lunge, Nieren, Haut
Immuntherapie mit Wermut, Gundelrebe, Eberwurz, Quendel, Wasserlinse

Klinisches Ökologie-Syndrom

Beim sogenannten »Klinischen Ökologie-Syndrom« wird eine starke Wechsel-wirkung zwischen der Psyche und vermeintlichen sowie echten körperlichen Beschwerden deutlich. Immer mehr Menschen werden heute wegen soge-nannter »psychosomatischer Beschwerden« behandelt, weil sie über subjek-tive Symptome z. T. in verschiedenen Organen klagen, wobei die Krankheits-dauer durchschnittlich 6 Jahre beträgt. Viele Patienten weisen eine Neigung zu Unverträglichkeitsreaktionen auf, was oftmals zu sogenannten Projektionen psychischer Probleme führen kann, zum Beispiel gegen Pestizide, Konservie-rungsstoffe, Detergenzien oder ähnliches.

Kohlendioxid-Krankheit

Obwohl Kohlendioxid im allgemeinen nicht als Gift betrachtet werden kann, wirkt es doch in hohen Konzentrationen betäubend und erstickend.

Kohlenmonoxid-Syndrom

Kohlenmonoxid ist ein reiz-, farb- und geruchloses Gas, das bei unvollständi-ger Verbrennung organischer Verbindungen entsteht. Die Hauptemittenten sind Kraftfahrzeugmotoren, Schwerindustrie und Heizungsanlagen, aber auch durch den Algenstoffwechsel in den Weltmeeren werden große Mengen CO freigesetzt. Für die menschliche Gesundheit ist die CO-Konzentration in der Atemluft entscheidend.

Krebs

Brustkrebs (Mamma-Karzinom)

(siehe unter Frauenerkrankungen)

Darmkrebs

Der Darmkrebs hat sich in den letzten 30 Jahren verdoppelt. Man geht davon aus, daß Umwelteinflüsse eine große Bedeutung haben, insbesondere ernährungsabhängige Faktoren. In Amerika wurde festgestellt, daß Rind-, Schweine- und Lammfleisch die Entstehung fördern, Fisch, Hühnerfleisch und Gemüse dagegen mindern. Die »Faserhypothese« besagt, daß ein hoher Prozentsatz an Rohfasern und damit an Ballaststoffen in der Nahrung aufgrund deren hoher Wasserbindungskapazität zu höherem Stuhlgewicht und Stuhlvolumen führt. Fettreiche Ernährung fördert die Ausschüttung von Gallensäuren in den Darm; es wird diskutiert, daß Gallensäuren tumorunterstützend wirken können.

Gebärmutter-Krebs (Corpus-Karzinom)

(siehe unter Frauenerkrankungen)

Gebärmutterhals-Krebs (Zervix-Karzinom)

(siehe unter Frauenerkrankungen)

Leberkrebs

Wesentliche Risikofaktoren des Leberkrebses sind Schwermetalle, Holzschutzmittel, Lösungsmittel, Pestizide und andere Umweltschadstoffe, aber auch und vor allem erhöhter Alkoholkonsum sowie Hepatitis-B-Infektionen und auch bestimmte Hormone.

Lungen-Krebs

Etwa 80–90 % der Lungenkrebsfälle bei Männern und 30–60 % bei Frauen sind durch das Rauchen verursacht. In verrauchten Räumen weisen Nichtraucher bis zu 5 % des Nikotins von aktiven Rauchern auf. Eine Krebsgefährdung beim Passivraucher muß grundsätzlich angenommen werden. Mindestens

15 % der Bronchialkarzinome bei Männern und 5 % bei Frauen sind umweltbedingt. Insbesondere der Kontakt mit Chromatstaub, Nickel, bedingt. Insbesondere der Kontakt mit Chromatstaub, Nickel, Pestiziden, Arsen, Dichlormethylaether und Asbeste gilt als gefährlich. Auch Arbeiter in der Gummiindustrie, in Eisengießereien und in Kokereien sind höheren Risiken ausgesetzt. Wenn zusätzlich geraucht wird, kommt es oft zu einer verstärkenden Wirkung der Schadstoffe.

Magenkrebs

Der Magenkrebs weist in Deutschland eine Erkrankungshäufigkeit von 30/100 000 Einwohner auf. Internationale Trinkwasserstudien haben ergeben, daß der Nitratgehalt des Wassers bedeutsam für die Entstehung sein kann. Neben dem Einfluß von Alkohol und Nikotin werden auch Umweltfaktoren als Ursachen diskutiert. Auch Nitrosamine, Aflatoxine, mit Talkum gepuderter Reis, Pilze, Düngemittelbestandteile, Fette und Salze können mögliche Zusatzursachen darstellen.

Künstler-Syndrom

Viele Maler, Bildhauer, Grafiker und Designer klagen über chronisch rezidivierende Exantheme an der Haut, Atemnot, migräneartige Kopfschmerzen und viele andere Symptome.

Eine genauere Analyse der Ateliereinrichtung (Schadstoffrückstände in Böden, Wänden, Decke, Tischen, Schränken, Stühlen etc.), der verwendeten Werkstoffe, Farben, Kleber, insbesondere aber auch der Schadstoffe in der Raumluft, zeigt zweifelsfrei, daß viele Künstler unter Bedingungen arbeiten, bei denen ein industrieller Betrieb aufgrund geltender Arbeitsschutz-Richtlinien sofort dicht machen müßte. Am Ende jedes Semesters, wenn an den Kunstakademien und Hochschulen für Kunsterziehung in den Lehrsälen aufgeräumt wird, müssen viele hunderte von Tonnen Chemikalien, Farben, Kleber, Kunststoffe als Sondermüll entsorgt werden.

Stoffgemische und Schadstoffbelastungen unterliegen an der Kunstakademie ebenso wenig wie in den vielen Künstlerateliers den üblichen arbeitsmedizinischen Regelungen. Und das wirkt sich leider auch auf die Gesundheit der Künstler aus:

Fast jeder zweite bekommt im Laufe der Zeit mehr oder weniger starke Kontaktallergien an der Haut, insbesondere an den Händen, im Gesicht und am Dekolleté. Überall, wo die Künstler mit den giftigen Stoffen in Berührung kommen, kommt es zu Juckreiz, Hautausschlag, -brennen und -rötung.

Viele bekommen beim Umgang mit bestimmten Werkstoffen regelmäßig Hustenanfälle, teilweise sogar akute Atemnot bis zu stärksten lebensbedrohlichen Asthmaanfällen. Warum das so ist, wissen sie nicht. Nicht wenige haben alle klassischen Symptome einer chronischen Lösungsmittelvergiftung, ohne die Zusammenhänge zu kennen: Benommenheit. Kopfschmerz, Schwindel, narkotische Erscheinungen, alles Hinweise auf nicht zu unterschätzende Störeinflüsse des Zentralen Nervensystems durch Umweltschadstoffe.

Tagtäglich arbeiten Künstler mit Schadstoffen, sind umgeben von Umweltgiften, die nach dem Einatmen über die Lunge in den Blutkreislauf gelangen, um sich dann in Nerven- und Gehirnzellen, Knochenmark, Körperfett, in Leber und Niere anzureichern.

Treten bei Künstlern, die oben genannten Symptome auf, muß eine exakte Umweltanamnese, eine gezielte Untersuchung und dann eine gezielte Schadstoffanalytik und -ausleitung durchgeführt werden.

Lösungsmittel-Syndrome

Unter Lösungsmitteln versteht man Flüssigkeiten, die andere Stoffe lösen können, ohne dabei chemisch zu reagieren. Neben dem Wasser kommt vor allem organischen Verbindungen hohe Bedeutung zu. Man benötigt Lösemittel für die industrielle Produktion, für Lacke, Druckfarben, Beschichtungsmittel, zum Abbeizen, Reinigen und Entfetten. In Deutschland werden jährlich etwa 2 Millionen Tonnen Lösemittel produziert.

Für viele plötzlich auftretende Beschwerden nach Baumaßnahmen können Lösungsmittel in giftigen Gasen verantwortlich sein. Solche giftigen Gase können in Spanplatten, Holzverkleidungen, Teppichböden, Klebstoffen, Kunstharzen, Farben und Tapeten stecken und von dort freigesetzt werden. Die gesundheitlichen Auswirkungen einzelner Lösemittel auf den Menschen können sehr unterschiedlich sein: Für Benzol und Tetrachlorkohlenstoff gelten z. B. Anwendungsbeschränkungen, während Alkohole, aliphatische Kohlenwasserstoffe und Ketone als weniger gesundheitsschädlich eingestuft werden. Die folgende Tabelle gibt eine Übersicht über solche lösungsmittelhaltigen Gase und deren Quellen:

- Spanplatten: Formaldehyd, Phenol, Isocyanat
- Holzschutzmittel: PCP, Lindan, Dieldrin, Endosulfan, Dichlorfluanid, Ethylparathion, Fluorwasserstoff, Tributylzinnoxid, Furmecyclox, Carbendazim
- Teppichböden: Butadien, Chloroform, Chlorbenzol, Xylol, Styrol, Perchlorethylen, Tetrachlorkohlenstoff, Vinylchlorid u. a.

- Klebstoffe: Formaldehyd, Dimethylformamid, Phenol, Phthalsäureester, Acrylsäureester, Benzol, Chloroform u. a.
- Kunstharze: Anilin, Acrylnitril, Butadien, Ethylbenzol, Epichlorhydrin, Styrol, Vinylacetat u. a.
- Farben und Tapeten: Acrylnitril, Anilin, Benzol, Isobutanol, Isobutylacetat, Toluol, Phthalsäureester, Phthalsäureanhydrid u. a.

Hirnschäden durch organische Lösungsmittel

Viele Wissenschaftler nehmen heute an, daß organische Lösungsmittel die Entstehung neurotischer Störungen bis hin zu schweren hirnorganischen Defekten entscheidend fördern können. Im Extremfall kann dies bei betroffenen Patienten sogar zur Demenz führen. Immer wieder sieht der Autor in seiner umweltmedizinischen Praxis Patienten, die Jahre lang in lösungsmittelbelasteten Räumen gearbeitet oder gewohnt haben und dann in der Psychiatrie gelandet sind.

Magersucht (= Anorexia nervosa)

Magersucht (Anorexia nervosa) betrifft meist Mädchen während der Pubertät; das Hineinwachsen in die Geschlechtsreife wird abgelehnt. Die Patienten wehren sich gegen Nahrungsaufnahme, oder sie essen zu viel, um es wieder zu erbrechen. Trotz des Untergewichts sind sie körperlich sehr aktiv und streben nach Autonomie. Die Ursachen der Krankheit sind oft in frühester Kindheit zu suchen in einem gestörten psychosozialen Umfeld (z. B. Mutter-Kind-Beziehung). Die Behandlung der Anorexia nervosa erfordert vor allem meist stationäre Aufnahme, Verhaltenstherapie und Familientherapie.

Müdigkeitssyndrom

Das sogenannte »Chronische Müdigkeitssyndrom«, in Frankreich erstmals als »Chronic Fatique Immundysfunction Syndrome« (FIDS) beschrieben, kommt nach neuesten Schätzungen bei etwa 1,5 Prozent der Bevölkerung vor. Das bedeutet, daß allein in Deutschland ca. 1,6 Millionen Menschen darunter leiden. Die Aufnahme der Umweltschadstoffe, die zu dieser Erkrankung führen, erfolgt vor allem über Nahrung (Lebensmittel, Wasser), aber auch über Inhalation (Luft). Schadstoffe werden auch aufgenommen über den Wohn-, Arbeits- und Freizeitbereich.

Besonders wichtig ist bei Verdacht auf FIDS die Schadstoffanalytik. Bestimmt werden sollten gegebenenfalls die Schwermetalle Blei, Quecksilber, Cadmium, Kupfer, Aluminium und Silber, darüberhinaus unbedingt Pentachlorphenol, PCB und Lindan, bei entsprechendem Verdacht auch die Dioxine und Furane.

Die folgende Tabelle gibt eine Übersicht:

Vorkommen:	1,5 % der Bevölkerung, d. h. Deutschland ca. 1,6 Mill.
Aufnahme:	Nahrung, Beruf, Wohnung, Hobby
Schädigungs-mechanismus:	Störung der psycho-neur-endokrinologischen Funktions-achse,
	Schädigung des Immunsystems, Verminderung der Killerzellen durch Umweltbelastungen
Symptome:	ausgeprägte Müdigkeit
	starke Erschöpfung
	Lymphknotenschwellung
	Temperaturerhöhung
	Hals-, Gelenk- und Muskelschmerzen
	entzündliche und infektiöse Erkrankungen
	Kopfschmerzen
	Schlafstörungen
	Depression
Komplikationen:	chronische Entzündungen, Autoimmun-, lymphoproliferative Erkrankung
Grenzwerte:	s. Pentachlorphenol
	s. PCB
	s. Lindin
	s. Dioxine
	s. Schwermetalle

(Literatur: Therapiewoche 41 (1991) 285–286, (1992) 1657–1658)

Therapie:	Immunmodulation
	Immunglobuline
	Thymuspeptide, Interferone
	Vitamin-Mineral-Spurenelemente

Entgiftungstherapie nach Hildegard:

Umstellung der Ernährung auf kontrolliert biologischen Anbau, ökologisch-baubiologisches Bauen und Renovieren
Aderlaß, Schröpfen
Heilfasten mit gleichzeitiger Entgiftung
Ausleitung: Leber, Lunge, Nieren, Haut
Immuntherapie mit Wermut, Gundelrebe, Eberwurz, Quendel, Wasserlinse

Myome

Man muß heute davon ausgehen, daß viele hormonell wirksame Umweltschadstoffe die Entstehung von Myomen auslösen und/oder fördern. Bei Frauen mit Myomen ist relativ oft die Wechselbeziehung zwischen der Umwelt und dem inneren Körpermilieu gestört. Dies hat dann meist zur Folge, daß die natürliche Balance zwischen Immunsystem, Hormonsystem und Zentralem Nervensystem gestört ist. Auch sogenannte Stressoren können möglicherweise bei der Entstehung von Myomen eine Rolle spielen. Eigene Untersuchungen bestätigten mehrfach die Angaben in der Literatur, daß Patientinnen mit sehr großen Myomen schadstoffbelastet sind, wobei nur selten ist ein einziger Umweltschadstoff dominant. In den meisten Fällen kommt es zu einem gleichzeitigen Zusammenwirken mehrerer Faktoren, welche sich in ihrer Wirkung nicht nur addieren, sondern potenzieren.

Ozon-Syndrom

Ozon ist ein Gas, das in der Stratosphäre vor allem durch ultraviolette Strahlung gebildet wird und in Spuren durch atmosphärische Prozesse auch in erdnahe Schichten transportiert wird. Dort entsteht durch luftchemische Prozesse zusätzlich Ozon aus Stickstoffoxiden und Kohlenwasserstoffen. Da Ozon eine bakterien- und virenabtötende Wirkung hat, wird es zur Trinkwasseraufbereitung verwendet. In Ballungsgebieten können kurzzeitig Ozonkonzentrationen von über 300 Mikrogramm pro Kubikmeter auftreten. Bereits in niedrigen Konzentrationen kann Ozon beim Menschen Reizungen der Schleimhäute, Lungenfunktionsstörungen und Veränderungen biochemischer Parameter hervorrufen.

Bereits in niedrigen Konzentrationen kann Ozon beim Menschen Reizungen der Schleimhäute, Lungenfunktionsstörungen und Veränderungen biochemischer Parameter hervorrufen. Im Büro kommt es z. T. zu erheblichen Ozonemissionen, z. B. beim Fotokopieren oder beim Verwenden eines Laserdrukkers.

Pseudokrupp

Unter dem Pseudokrupp versteht man eine akute Schleimhautschwellung im Kehlkopfbereich bei Kindern mit plötzlicher Atemnot und krampfhaftem Husten. Ursachen nach herrschender Lehrmeinung sind Viren und Bakterien.

Neue wissenschaftliche Arbeiten belegen, daß auch Schwefeldioxid, Staub und möglicherweise auch Stickoxide und Ozon als Auslöser betrachtet werden müssen.

Quecksilber-Syndrom

Quecksilber ist ein silberglänzendes, flüssiges Metall, es verdampft bereits bei Zimmertemperatur und ist leicht flüchtig. Die wichtigsten Verwendungsarten sind:

- Thermometer
- Laborchemikalien
- Quecksilberbatterien (Knopfzellen)
- Schädlingsbekämpfungsmittel
- Zahnfüllungen
- Beizmittel

Durch vulkanische Aktivitäten, durch Verbrennungsprozesse von Kohle, Heizöl und Müll und aus Hüttenwerken gelangt Quecksilber in die Umwelt. Wird Quecksilberdampf eingeatmet, kommt es zu Schädigungen des Nervensystems, auch Zittern und Verhaltensstörungen können beobachtet werden.

Schwefeldioxid-Krankheit

Schwefeldioxid hat in Kombination mit Staub eine reizende Wirkung auf Atemwege, Haut und Schleimhäute; in höheren Konzentrationen kann es zu massiven Atembeschwerden kommen.

Schwefelwasserstoff-Krankheit

Schwefelwasserstoff ist ein brennbares, farbloses giftiges Gas, das nach faulen Eiern riecht. Während es in niedrigen Konzentrationen lediglich als Geruchsbelästigung empfunden wird, reizt es höher konzentriert die Schleimhäute und kann sogar Nervenschäden hervorrufen.

Schwefelkohlenstoff-Krankheit

Schwefelkohlenstoff ist eine farblose, widerwärtig riechende Flüssigkeit, die v. a. als technisches Lösemittel in der Kunstseide- und Zellwollherstellung zum Einsatz kommt. Teilweise wird es auch als Schädlingsbekämpfungsmittel verwendet. Bei längerem Einatmen selbst kleiner Mengen treten Lähmungen, Krämpfe und Sehstörungen auf. Magen-Darm-Störungen mit Appetitlosigkeit und Gewichtsverlust und eine gleichzeitige Erhöhung des Serum-Cholesterinspiegels können ein wichtiger Hinweis auf eine chronische Schwefelkohlenstoffbelastung sein.

Schwermetall-Syndrome

Eine »Schwermetall-Krankheit« als solche gibt es eigentlich nicht, obwohl viele Krankheiten durch Schwermetalle (mit)verursacht werden können. Im Rahmen dieses Buches werden die einzelnen Syndrome jeweils unter dem Namen des betreffenden Schwermetalls abgehandelt: So gibt es ein Zink-, Kupfer-, Mangan-, Zinn-, Chrom-, Cadmium-, Blei-, Quecksilber- und Silber-»Syndrom«.

Sterilität (siehe auch »Kinderwunsch, unerfüllt«)

Entsprechend der Definition der WHO spricht man dann von Unfruchtbarkeit der Frau, wenn diese bei regelmäßigem Verkehr nach einem Jahr ohne Verhütung kein Kind empfangen hat; in Deutschland wird meist erst nach 2 Jahren der Begriff Sterilität gebraucht. Statistisch zeigt sich, daß die Kinderlosigkeit in 30 % der Fälle beim Mann ihre Ursache hat, in 40 % bei der Frau und in den restlichen 30 % bei beiden Partnern. Sicherlich sind seelische Störungen sehr häufig für die Unfruchtbarkeit mitverantwortlich, wobei Streß und psychische Belastungen dabei eine große Rolle spielen können.

Nur selten ist ein einziger Umweltschadstoff dominant. In den meisten Fällen kommt es zu einem gleichzeitigen Zusammenwirken mehrerer Faktoren, welche sich in ihrer Wirkung nicht nur addieren, sondern potenzieren. Es kann dann zu einer verhängnisvollen Kettenreaktion kommen: Schwermetalle, Holzschutzmittel, Pestizide, Dioxine, Furane, diverse Organochlorverbindungen und viele noch nicht näher untersuchte Substanzen können Auslöser für diese Kettenreaktion sein, die sich dann von der sogenannten primären Sterilität (= Unfruchtbarkeit von Anfang an) über die sekundäre Sterilität (= später auftretende Unfruchtbarkeit) über die sogenannte Infertilität (= Unfähigkeit, ein Kind bis zur Geburt auszutragen), über Früh- und Spätaborte (= Abgänge) gestörte Früh- und Spätschwangerschaft, Fehlbildungen, pathologische (= nicht normal verlaufender) Geburtsverläufe, mißgebildete Kinder, plötzlichen Kindstod (englisch »SIDS« = sudden infant death syndrome) bis zu späteren Erkrankungen des Neugeborenen (z. B. Allergien, Pseudokrupp, Asthma bronchiale, Nahrungsmittelallergien etc.) erstrecken und auswirken kann.

Auch Nikotin und Kondensat, Benzpyrene, Formaldehyd und viele weitere Komponenten des Zigarettenrauches schädigen die Reproduktionsorgane. Wenn Frauen beispielsweise rauchen, haben sie 10–20mal mehr Nikotin in der Gebärmutterschleimhaut als im Blut. Vor kurzem wurde nachgewiesen, daß alle genannten Tabakschadstoffe bis in die Keimzellen vordringen und dort zu endokrinen und immunologischen Schäden führen können. Kommen dann noch weitere Genußgifte hinzu, so kann sich die Wirkung potenzieren (= vervielfachen). Beispielsweise ist von Koffein bekannt, daß es die Wirkung von Tabakschadstoffen verstärken kann. Rauchen ist eine Hauptursache der Unfruchtbarkeit. Einen ganz entscheidenden Einfluß auf die Fertilität hat Quecksilber aus Amalgamfüllungen. In der Sterilitätssprechstunde des Autors waren viele Patientinnen mit starken Amalgambelastungen steril. Eine spontane Schwangerschaft war erst nach einer Amalgamsanierung und Entgiftung möglich.

Stickoxid-Krankheit

Bei Verbrennungen mit hohen Temperaturen können sich Stickstoff und Sauerstoff in der Luft zu Stickstoffoxiden verbinden, wobei v. a. zunächst Stickstoffmonoxid entsteht, das sich in der Luft relativ schnell in das schädlichere Stickstoffdioxid umwandelt.

Wechsel, vorzeitig

In letzter Zeit haben immer mehr Frauen relativ früh, teilweise bereits mit 40 Jahren, Wechselbeschwerden. Dies liegt sehr häufig an den zunehmenden Umweltschadstoffen. Immer mehr Schwermetalle, Pestizide und Organochlorverbindungen sammeln sich in den Eierstöcken, in Hypophyse und Hypothalamus, aber auch in der Nebennierenrinde, und sorgen dort für hormonelle Unruhe: Die Östrogenproduktion kann gestört sein, die Androgenproduktion kann vermehrt sein. Dadurch kann es zum vorzeitigen Wechsel mit allen Beschwerden kommen. Eigene Untersuchungen zeigen, daß in den Eierstökken von Frauen, die vorzeitig in den Wechsel kamen, teilweise beträchtliche Schadstoffbelastungen nachweisbar waren.

Kapitel 5

Umweltmedizinische Diagnostik nach Hildegard

Diagnostik nach Hildegard

Wer die Hildegard-Schriften nur überfliegt, meint, es gäbe kaum diagnostische Hinweise. Wenn man sich jedoch die Zeit nimmt, die umfangreichen Hildegard-Schriften genauer zu studieren, stellt man fest, daß das diagnostische Spektrum der Hildegard-Heilkunde sehr groß sein kann und daß sich damit eine sehr interessante Ergänzung und Bereicherung des schulmedizinischen Diagnose-Spektrums ergeben kann, zumal die Diagnostik der heiligen Hildegard die gesamte Umwelt einschließlich aller in ihr wirkenden Gesetze mit einbezieht.

Hildegards Diagnostik ist primär eine Gesundheitsdiagnostik und nur sekundär eine Krankheitsdiagnostik. Hildegard kommt es stets auf eine ganzheitliche Beurteilung des gesundheitlichen Zustandes von Seele, Geist und Körper an. Interessant ist, daß die von Hildegard vor fast tausend Jahren gefundenen Zusammenhänge, daß man sich mehr mit der Gesundheit als mit der Krankheit befassen sollte, erst vor kurzem von einer Expertengruppe der WHO bestätigt wurden.

Bei Hildegard liest man immer wieder, daß die meisten Erkrankungen vermeidbar sein können, wenn man in einer Einheit mit sich selbst, mit Schöpfung und Schöpfer ist. Dies sind ganz aktuelle ökologische Aspekte, zumal man heute weiß, daß die meisten Erkrankungen durch äußere, umweltbedingte Faktoren hervorgerufen werden können. Im Sinne von Hildegard sollten heute bei jeder Erkrankung aus umweltmedizinischer Sicht insbesondere folgende Faktoren untersucht werden:

- Umweltschadstoffe
- Lebensgewohnheiten

- Ernährungsgewohnheiten
- Immun-Status
- Erbliche Belastung
- Biographie
- Psychische Verhaltensmuster

Die äußeren Faktoren wurden definiert als die gesamte Umwelt des Menschen einschließlich Ernährung und spezifische Verhaltensweisen.

Wichtig ist bei Hildegard ein möglichst früher Zeitpunkt der Diagnosestellung, also solange der Mensch noch gesund ist und sich nur erste Frühsymptome zeigen.

Analysiert man Hildegards diagnostisches und therapeutisches Werk, so stehen sowohl Diagnostik als auch Therapie auf vier Säulen, die nicht nur den körperlichen Zustand untersuchen und behandeln, sondern auch und insbesondere jenen der Seele (des Gefühls) und des Geistes (Verstand, Intellekt, Wissen).

Vor allem im fünften Buch der »Physica« werden verschiedene diagnostische Kennzeichen erwähnt, die dann entscheidende Hinweise darauf geben können, welche Therapieform am effektivsten ist.

In der Diagnostik nach Hildegard unterscheiden wir unter anderem folgende bedeutende Bereiche:

- Diagnostik der seelischen Situation
- Diagnostik der Tugenden und Laster
- Diagnostik des Zustandes der vier Elemente
- Diagnostik des Zustandes der vier Säfte
- Diagnostik des Zustandes der vier Temperamente
- Diagnostik der Konstitution
- Diagnostik in Abhängigkeit von den Mondphasen
- Diagnostik beim Heilfasten
- Digestions-Diagnostik
- Diagnostik des Aderlaß-Ergebnisses
- Diagnostik des Urins (Harndiagnostik)

und viele weitere diagnostische Methoden.

Diagnostik der seelischen Situation

Sowohl aus den Schriften »Scivias« als auch aus »Ordo Virtutum«, »Physica« und »Causae et Curae« geht deutlich hervor, daß man bei Hildegard zunächst immer den seelischen Zustand betrachten und analysieren muß. Denn die

Seele ist die Erhalterin des Lebens, wobei drei Arten von Seele unterschieden werden können: die psychische, animalische und vegetative Seele mit dem Sitz in Gehirn, Herz und Leber. Daneben muß der Zustand der vier Säfte untersucht werden: Blut, Schleim, Gelbe und Schwarze Galle.

Vor allem im »Liber vitae meritorum« werden Methoden dargelegt, wie man den Zustand der Seele beurteilen und einstufen kann.

Diagnostik des seelischen Zustandes

Wir können bei Hildegard nicht nur lesen, daß die menschlichen Gedanken im Herzen entstehen. Sie schreibt auch, daß vor allem die Seele des Menschen im Herzen ist, und von dort aus regelt sie die menschlichen Gedanken. Diese Seele gehört eben zur Vollständigkeit des Menschen.

Hier unterscheidet sich Hildegard grundlegend von Hippokrates und Galen. Während Hippokrates meint, daß die Seele aus drei Unterstufen besteht (eine vernünftige im Gehirn, eine mutartige (Gemüt) in der Brust und eine Begier-den-Seele im Unterleib) und Galen die Seele als Erhalterin des Lebens sieht, welche die körperlichen Funktionen mit ihren zweckmäßig wirkenden Kräften regelt, sieht Hildegard viel mehr in der Seele.

Es geht weit über die schlichte religiöse Vorstellung hinaus, wenn sie sagt: »... Die Seele des Menschen, die von Gott in den Menschen vom Himmel herabkommt, ihn belebt und ihm seinen Verstand gibt, stirbt nicht, wenn sie den Menschen verläßt, sondern sie wandert ewig lebend ... entweder zum Lohne für ihr Leben oder zu den Qualen des Todes ...« (O.T., 21, 9)

Die 35 Tugenden und Laster

1. Amor saeculi (Weltliebe)	Amor caelestis (Liebe zum Himmlischen)
2. Petulantia (Ausgelassenheit)	Disciplina (Zucht, Ordnung)
3. Joculatrix (Vergnügungssucht)	Verecundia (Schamhaftigkeit,
4. Obduratio (Herzenshärte)	Zurückhaltung)
5. Ignavia (Feigheit)	Misericordia (Barmherzigkeit)
6. Ira (Zorn, Wut)	Divina victoria (Gottes Sieg)
7. Inepta laetitiae (Ausschweifung,	Patientia (Geduld)
unpassende Fröhlichkeit)	Gemitus ad deum (Sehnsucht nach
8. Ingluvies ventri (Schlemmerei)	Gott)
9. Acerbitas (Engherzigkeit)	Abstinentia (Enthaltsamkeit)
	Vera Largitas (Freigebigkeit)

10. Impietas (Gottlosigkeit)	Pietas (Frömmigkeit)
11. Fallacitas (Lüge)	Veritas (Wahrheit)
12. Contentio (Streitsucht, Recht-haberei)	Pax (Friede, Gemütsruhe, Zufrieden-heit)
13. Infelicitas (Schwermut)	Beatitudo (Seligkeit)
14. Immoderatio (Maßlosigkeit)	Discretio (Maß)
15. Perditio animarum (Verstockt-heit, Atheismus)	Salvatio animarum (Seelenheil)
16. Superbia (Hochmut, Stolz)	Humilitas (Demut)
17. Invidia (Mißgunst, Neid)	Charitas (Liebe, Nächstenliebe)
18. Inanis gloria (Ruhmsucht)	Timor Domini (Gottesfurcht)
19. Inoboedientia (Ungehorsam)	Oboedientia (Gehorsam)
20. Infidelitas (Unglaube)	Fides (Glaube)
21. Desperatio (Verzweiflung)	Spes (Hoffnung)
22. Luxuria (Wollust)	Castitas (Keuschheit)
23. Injustitia (Ungerechtigkeit)	Justitia (Gerechtigkeit)
24. Torpor (Stumpfsinn, Trägheit, Lethargie)	Fortitudo (Tapferkeit, Energie, Uner-schrockenheit)
25. Oblivio (Gottvergessenheit)	Sanctitas (Heiligkeit)
26. Inconstantia (Unbeständigkeit)	Constantia (Beständigkeit)
27. Cura terrenorum (Sorge für das Irdische)	Caeleste desiderum (Sehnsucht nach Himmlischem)
28. Obstinatio (Verschlossenheit)	Compunctio cordis (Zerknirschung)
29. Cupiditas (Habsucht, Begierde)	Contemtus mundi (Weltverachtung)
30. Discordia (Zwietracht, Streit)	Concordia (Eintracht, Harmonie)
31. Scurrilitas (Spottsucht)	Reverentia (Ehrfurcht)
32. Vagatio (Umherschweifen)	Stabilitas (Stetigkeit)
33. Maleficium (Magische Kunst)	Cultus Dei (Gottes Dienst)
34. Avaritia (Geiz)	Sufficientia (Genügsamkeit)
35. Tristitia saeculi (Weltschmerz)	Coeleste gaudium (Himmlische Freude)

Diagnostik des Zustandes der vier Elemente

Hildegard hat, unter anderem und insbesondere im Rahmen ihrer Vier-Ele-menten-Lehre, nicht nur brandaktuelle umweltmedizinische Zusammenhänge erkannt und treffend beschrieben, sondern auch, allerdings oft nur zwischen den Zeilen, Hinweise gegeben, wie man über die Feststellung von Verschiebungen im Gleichgewicht der vier Elemente Diagnostik betreiben kann. Bekanntlich schreibt sie ja über die vier Elemente:

»... Im Menschen sind Feuer, Luft, Wasser und Erde und aus ihnen besteht er. Vom Feuer hat er die Körperwärme, von der Luft den Atem, vom Wasser das Blut und von der Erde den Körper ...« (C.C. 49, 29) ... »Diese vier Grundstoffe sind so eng verknüpft und verbunden, daß keins vom anderen getrennt werden kann. Daher halten sie so fest aneinander, daß man sie die Grundbausteine des gesamten Kosmos nennen kann ...« (C.C. 2, 37ff.)

Die Auffassung, daß die Welt aus vier Elementen besteht, wird von Hildegard nicht nur kommentarlos auf den Menschen übertragen, sondern kann nach Hildegard auch Aufschluß über den Gesamtzustand des Organismus geben.

»... Vom Feuer hat er seine Wärme, von der Luft den Atem, vom Wasser das Blut und von der Erde das Fleisch ...« (C.C. 49, 35)

Der Mensch verdankt seine Sehkraft dem Feuer, der Luft sein Gehör, dem Wasser seine Beweglichkeit und der Erde seinen Gang. Das Fleisch wird durch die Gefäße und die Feuchtigkeit zusammengehalten. Da das Fleisch von der Erde entstanden ist, besitzt es eine kalte Feuchtigkeit, aber es wird durch das Blut erwärmt. Das Blut erhält im Menschen die Feuchtigkeit, dadurch bleibt die Lebenskraft frisch und diese bewegt den ganzen Körper. Die so aufgebaute Gestalt, bzw. Lehmmasse wird erst lebendig durch den sogenannten Lebenshauch, der nach Hildegards Auffassung aus Feuer und Luft besteht.

Diagnostik des Zustandes der vier Säfte

Bei Hildegard gibt es vier Säfte, die bei jedem Menschen in einem bestimmten Mischungsverhältnis vorhanden sind. Kommt es nun zu einer Belastung der Gesundheit oder zu einer akuten oder chronischen Erkrankung, so kann sich eine ganz charakteristische Verschiebung des Mischungsverhältnisses im Sinne einer pathologischen Gleichgewichtsverschiebung ergeben:

»... Vier Säfte gibt es, die beiden wichtigsten von ihnen werden Phlegma genannt, die beiden anderen heißen Schleim.« (O.T. 50, 31)

Bei der natürlichen Verteilung dieser Säfte beherrscht normalerweise der oberste Saft immer den nächsten. Kommt es zu einer Verschiebung der Säfte, so kommt es zur Erkrankung.

».... Denn welcher der oberste Saft ist, der beherrscht auf diese Weise den zweiten, und diese beiden führen den Namen: Phlegma. Der zweite Saft beherrscht den dritten und der dritte den vierten. Diese beiden, als der dritte und der vierte Saft, heißen: Schleim ...« (O.T. 50, 37)

Diese vier Säfte kommen in verschiedener Verteilung im Organismus vor, davon hängt es ab, welche Konstitution er hat, und welche Krankheitsanlagen im Körper sind, und ob dem betreffenden Menschen langes oder kurzes Leben beschieden ist.

Wenn ein Saft den anderen überwindet, oder seine richtige Ordnung nicht hat, wird der Mensch kränklich. Und wenn die richtige Mischung fehlt, geht der ganze Körper zu Grunde.

»... Wenn die Phlegmen und die Säfte aufgeregt werden, dann sieden sie auf und treiben diese wie Pfeile in das Fleisch, das Blut und die Gefäße ...«

»... Das Gehirn ist weich und feucht und wenn es trocken wird, wird es krank sein ...« (O.T. 38, 8/9)

Diagnostik des Zustandes der vier Temperamente

Analog zu den vier Säften gibt es bei Hildegard vier Temperamente, die ebenfalls bei jedem Menschen in einem bestimmten Mischungsverhältnis vorhanden sein sollen. Kommt es nun zu einer Belastung der Gesundheit oder zu einer akuten oder chronischen Erkrankung, so kann sich eine ganz charakteristische Verschiebung des Mischungsverhältnisses im Sinne einer pathologischen Gleichgewichtsverschiebung entwickeln.

Hildegard nimmt eine Einstufung der Männer und Frauen in verschiedene Gruppen, wie Phlegmareiche, Blutreiche, Gallereiche und Schwarzgallige vor. Kräftige und gallereiche Männer, die äußerlich durch ihre rote Farbe und gesundes Aussehen gekennzeichnet sind, sollen ein heißes Blut besitzen. Die Frauen von dieser Art zeigen äußerlich grobe Knochen und wenig Fleisch und eine bleiche Gesichtsfarbe. Sie sollen eine kräftige Gebärmutter besitzen und sollen sich womöglich verheiraten, weil sie sonst nicht nur schwach werden, sondern die verschiedensten Krankheiten, wie Leberleiden, schwarze »Drachengeschwulst« und sogar Brustkrebs bekommen können.

Der anderen Art gehören die blutreichen Leute an, wovon die Männer eine liebliche Gesichtsfarbe, gut entwickelte Gefäße, dickes Blut von dunkelroter Farbe und fettes Fleisch am Leibe haben. *»... Sie können mit Frauen in Ehrbarkeit und fruchtbar verkehren ...« (O.T. 72, 28).* Die Frauen sind sehr beleibt, haben dünne Gefäße, weiße Farbe und obwohl die Gebärmutter kräftig sein soll, bringen sie wenig Kinder auf die Welt. Bleibt ihre normale Regel aus, bekommen sie leicht »Scropheln« und können auch schwarzgallig werden.

Die sogenannten schwarzgalligen Männer sind an ihrer düsteren Gesichtsfarbe zu erkennen. Auch sie haben starke Gefäße, grobe Knochen und hartes Fleisch und sind ungezügelt in ihrem Geschlechtsleben. Die Frauen haben ebenfalls dicke Gefäße, dunkle Hautfarbe, ihr Blut ist aber mehr schleimig und sie sind auch schwermütig. Ihre Gebärmutter ist schwach und darum sollen sie unfruchtbar sein. Gesund bleiben sie nur dann, wenn sie ohne Mann leben. Sollte sich ihre Monatsregel frühzeitig einstellen, können sie leicht Podagra, Kopfleiden, Rücken- und Nierenschmerzen bekommen. Sogar der ganze Körper kann anschwellen. Und endlich die Gruppe der phlegmareichen Leute, wo die Männer fettes, weißes und trockenes Gehirn besitzen. Sie sind schon von außen zu erkennen, weil »... *sie haben große glotzende Augen und eine weibische Färbung im Gesicht* ...« (O.T. 75, 2). Diese sind allgemein nach weiblicher Art aufgebaut. Ihr Samen wäre auch dünn und der Bartwuchs spärlich. Die Frauen dieser Art haben eine dunkle Hautfarbe, dicke Gefäße und sind sehr fruchtbar. Ihrem Aussehen nach sind sie etwas männlich. Bei Unregelmäßigkeiten des Monatsflusses erkranken sie leicht an Kopfschmerzen und Hirnwut, können milzkrank und wassersüchtig werden, sogar zu Geschwüren kann es kommen.

Diagnostik der Konstitution

Auch die Konstitution ist bei Hildegard diagnostisch und therapeutisch entscheidend. Entsprechend den vier Säften: Blut, Phlegma, gelbe Galle und schwarze Galle unterscheidet Hildegard vier männliche und weibliche Konstitutionstypen. Jedes Individuum ist geprägt von »männlichen« und »weiblichen« Komponenten.

Die Konstitutionslehre wird von Hildegard mit großer Sachlichkeit, Feinheit und einer uns manchmal naiv anmutenden, aber echt mittelalterlichen Offenherzigkeit behandelt. Die Ausführungen sind, wie das meiste, was Hildegard geschrieben hat, durch eine symbolische Ausdeutung der naturwissenschaftlich-medizinischen Tradition charakterisiert, die von einer starken, tiefen Religiosität geprägt ist.

Kommt es nun zu einer Belastung der Gesundheit oder zu einer akuten oder chronischen Erkrankung, so kann sich dadurch eine ganz charakteristische Verschiebung der Konstitution ergeben.

Diagnostik in Abhängigkeit von den Mondphasen

Neben diesen Konstitutionstypen gibt es nach Hildegard bei jedem Menschen körperliche, geistige und seelische Veranlagungen in Abhängigkeit von den Mondphasen. Nach Hildegard sollte man bei jeder diagnostischen und therapeutischen Maßnahme, so weit wie möglich, die Mondphasen berücksichtigen. Auch die Mondphase zum Zeitpunkt der Zeugung eines Menschen geht bei Hildegard in die Diagnostik mit ein. Nach Hildegard gibt es, jeweils von Neumond zu Neumond, dreißig verschiedene Mond-Typen.

Diagnostik beim Heilfasten

Im »Liber vitae meritorum« geht es unter anderem um das Heilfasten. Dabei wird genau beschrieben, wann, wie und bei wem das Heilfasten notwendig und sinnvoll ist.

Da der Organismus während des Heilfastens sehr stark entschlackt und entgiftet, können bei Umverteilungsvorgängen von Gift-, Schad- und Schlakkenstoffen starke Belastungen auf den Organismus einstürmen. Deshalb ist es besonders wichtig, alle Symptome, die während des Heilfastens auftreten, zu beobachten. Hildegard gibt viele Hinweise, wie und nach welchen Kriterien man diese Diagnostik während des Heilfastens durchführen kann und soll. Besonders wichtig sind dabei drei diagnostische Methoden, die im Folgenden besprochen werden sollen:

- Digestions-Diagnostik
- Aderlaß-Diagnostik
- Harn-Diagnostik

Digestions-Diagnostik

Bei der Beurteilung der Verdauung unterscheidet Hildegard drei Digestionen. Bei der ersten Digestion entsteht in der Milz die schwarze Galle, die alles Unreine enthält. Durch Vermittlung des vegetativen Pneumas geht die zweite Digestion vor sich, und das im Herzen mit dem Pneuma gemischte Blut geht in den ganzen Körper. Die dritte Digestion vollzieht sich in den Organen und Geweben.

Neben den vier Qualitäten der Säfte (kalt, warm, trocken, feucht) werden noch deren Kombinationen unterschieden. Die Gesundheit hängt vom Zustand und Gleichgewicht der Säfte ab. Dieses wird dann unter dem Einfluß von Alter, Klima, Lebensweise und anderem beeinflußt sein, so daß dadurch eine gewisse Bereitschaft für die Krankheiten besteht. Hildegard führt die Krankheiten auf Veränderungen der Funktionen einzelner Bestandteile des Körpers auf Grund ihrer veränderten Beschaffenheit zurück, und zwar der Organe, der gleichartigen Teile der Säfte und Veränderungen des Pneumas. Echt pneumatisch führt sie verschiedene gewisse Fieberformen auf Alteration des Pneumas zurück. Auch die diagnostische Einstufung in vier Temperamente (Phlegmatiker, Sanguiniker, Choleriker und Melancholiker) ist bei Hildegard bedeutsam für die Auswahl der therapeutischen Maßnahmen.

Diagnostik des Aderlaß-Ergebnisses

Ein wichtiges diagnostisches Kriterium ist die exakte Auswertung des Aderlasses. Hier kann man nach Hildegard Rückschlüsse auf verschiedenste Krankheitsprozesse, auch schon im Früh- und sogar im Frühst-Stadium, ziehen.
Kriterien eines möglichen Krebs-Vorstadiums (Präkanzerose) können beispielsweise sein:

- Trübe Farbe
- Schwarze Flecken innerhalb der Trübe
- Wachs-Rand, pyramidenförmig
- Schwarzes, trübes Blut ohne Wachsfarbe
- Schwarze Streifen

Die Erfahrung des Autors in der Auswertung von mehreren hundert Aderlässen im Laufe der letzten Jahre hat gezeigt, daß es eine Reihe von Zusatzkriterien geben kann, die ganz entscheidende Aussagen möglich machen können. Dazu gehören unter anderem

- Lakunen
- Krypten
- Spiegel
- schlieren
- Felderung
- Bänderung
- Marmorierung

Ein Aderlaß ersetzt in keinem Fall eine gute schulmedizinische Diagnostik. Er kann allerdings eine sinnvolle und sehr hilfreiche Ergänzung der Schulmedizin darstellen. Für eine richtige Auswertung des Aderlasses ist eine gute Kenntnis von Hildegards Schriften notwendig und wichtig. Einem Aderlaß sollte immer eine exakte ganzheitliche Anamnese und Durchuntersuchung nach schulmedizinischen Kriterien vorausgehen.

Moderne Diagnostik umweltbedingter Krankheiten im Sinne Hildegards

Grundlagen der umweltmedizinischen Diagnostik

Gerade bei der Diagnostik umweltbedingter Erkrankungen kann und soll man sich nicht allein auf Methoden nach Hildegard verlassen. Kenntnisse von modernen umweltmedizinischen Zusammenhängen, von allgemeinen und speziellen toxikologischen Mechanismen sind selbstverständlich unerläßlich.

Problematik beim Nachweis von Umweltgiften

Leider spiegeln Schadstoffwerte in Blut und Urin meist nur eine momentane Situation wider. Oft kann es im akuten Stadium trotz eines meßbaren Absinkens der Giftwerte im Giftmilieu zunächst zu einer Erhöhung der Blutwerte kommen und anschließend mit einem Anstieg von Organkomplikationen zu einem Absinken der Blutwerte (Batman).

Die Kenntnis des Giftes, der Einwirkzeit inklusive Vorschäden und Begleiterkrankungen bestimmen die Schwere einer Vergiftung. Das rechtzeitige Ausschalten der äußeren Wirkkonzentration bewirkt eine deutliche Reduktion der Vergiftungssymptome einer Umweltvergiftung.

Bewertungsfehler

Leider werden oft schwerwiegende Fehler bei der Bewertung umweltmedizinischer Zusammenhänge gemacht. Solche Fehler, die häufig vorkommen, sind:

● Verwechslung zwischen akut und chronisch
● Vergessen oder Nichtberücksichtigen der Latenzzeit
● Vergessen oder Nichtberücksichtigen der Vor- und Begleitschäden

- Vergessen oder Nichtberücksichtigen der Interaktionen ähnlich wirkender Langzeitgifte
- Vergessen oder Nichtberücksichtigen der extremen Empfindlichkeit von Kindern und alten Menschen
- Vergessen oder Nichtberücksichtigen der unterschiedlichen genetischen Abbaumechanismen
- Verwechslung mit anderen Organschäden durch Nichtbeachten der Anamnese
- Giftauskunft durch den Täter statt durch Unbeteiligte
- Psychotherapie statt Kausaltherapie

Problematik sogenannter Grenzwerte

Wenn Grenzwerte richtig festgesetzt sind, dürfen körperfremde Giftstoffe weder im Organismus von Arbeitenden noch von Kindern und Rentnern nachweisbar sein. Während bei einer akuten Vergiftung zunächst die Aufnahme- und Ausscheidungsorgane geschädigt werden, werden bei einer chronischen Vergiftung zunächst die Speicherorgane geschädigt. Nach einer Schädigung des Immunsystems können Gifte über eine Schädigung des Nervensystems zum Tod führen. In Organen gespeicherte Gifte können auch noch weiter wirken.

Vergiftungs-Sicherheitsgrade

Man unterscheidet in der Toxikologie sogenannte Vergiftungs-Sicherheitsgrade:

0 – sicher keine Vergiftung
1 – Hinweis auf ein Gift
2 – Hinweise auf ein Gift und Aufnahme oder Wirkung
3 – Konkreter Hinweis auf ein Gift, Aufnahme und Wirkung
4 – Beweis eines Giftes und drei Hinweise
5 – Zwei Beweise und drei Hinweise
6 – Vergiftung einfach gesichert (drei Beweise)
7 – Vergiftung nachgewiesen und Aufnahme oder typischer Verlauf
8 – Vergiftung, Aufnahme und typischer Verlauf nachgewiesen
9 – Vergiftung doppelt unabhängig gesichert
10 – Vergiftung methodisch gesichert, Ausschluß anderer Gifte.

Der exakte ursächliche Nachweis einer Vergiftung ist meist sehr schwierig. Beweisend für eine chronische Vergiftung ist nur ein direkter Nachweis einer dauerhaften Aufnahme von Schadstoffen, von denen bekannt ist, daß sie ab einer gewissen Dosis zu entsprechenden Vergiftungen führen können. Erschwerend für den Nachweis ist meist eine bestimmte Zeitspanne (= Latenzzeit) bis zum Eintritt einer Organfunktionsverschlechterung.

Da viele Umweltschadstoffe sehr lange im Organismus bleiben, können dadurch verursachte Umweltvergiftungen bei der Obduktion nachweisbar sein. Beispielsweise fand man im Gehirn von toten Zahnärzten mehr als tausendfach höhere Quecksilberkonzentrationen als im Blut. Dies dürfte eine direkte Folge der jahrelangen Amalgamwirkung sein. Streß oder Infekte können eine Entleerung der Giftspeicher mit entsprechenden Vergiftungssymptomen bewirken.

Selbst wenn die Wirkkonzentration von außen auf Null abgesunken ist, können Dauerschäden auftreten. Während man eine chronische Vergiftung sehr leicht an der Leiche feststellen kann, ist dies zu Lebzeiten meist bedeutend schwieriger. Hier bringen (im günstigsten Fall) sogenannte Mobilisationstests Aufschluß über die tatsächlich vorhandenen Organentspeicherungen.

Während man unter Belastung nur eine Giftaufnahme in einen gesunden Organismus ohne Vergiftungssymptome versteht, ist eine Vergiftung auch durch eine Organschädigung gekennzeichnet. Die Giftaufnahme von Speichergiften ist stets der Vergiftungsbeginn. Wechselwirkungen können dabei zwischen allen Immun- und Nervengiften wie Insektiziden, Lösungsmittel und Schwermetallen bestehen. Zink-Spurenelementmangel kann eine Vergiftung fördern. Streß und Nahrungsmittel (Kaffee) können Gifte aus den Speichern freisetzen und zu Verschlechterungsphasen führen.

Kinder haben wegen ihrer Lebensgewohnheiten, wie Spiele am Teppich, ihres größeren Luftumsatzes (Grundumsatz) und fehlender Leberentgiftung wesentlich höhere Giftkonzentrationen als Erwachsene.

Frauen können beispielsweise wegen ihrer meist längeren Verweilzeit in der Wohnung unter Umständen einer höheren Giftkonzentration von Wohngiften ausgesetzt sein als Männer. Sehr Schlanke haben möglicherweise wegen ihrer geringeren Fettverteilungsmöglichkeit höhere Giftwerte im Blut als Dicke, wobei die tatsächlichen Gesamtgiftkonzentrationen bei Dicken häufig höher liegen können.

Es gibt bei keiner ernsten Vergiftung ein Krankheitszeichen, das es nur bei einer Vergiftung gäbe: Der Arsenvergiftete stirbt meist an den Folgen massiven Durchfalls, der Knollenblätterpilz-Vergiftete verblutet, der Alkoholvergiftete erstickt, der Kettenraucher stirbt meist an seiner Auszehrung im Lungenkrebs.

Somit wird eine chronische Vergiftung meist erst nach Ablauf der Latenzzeit feststellbar. Nach Ablauf der Latenzzeit ist, beispielsweise beim Ausdruck einer bösartigen Erkrankung, selbst bei sofortiger Beseitigung der Schadstoffquellen oft keine Heilung, sondern nur noch eine Hinauszögerung der vorprogrammierten Verschlechterung möglich. Je eher und intensiver diese Beseitigung erfolgt, desto deutlicher ist der Gesundungseffekt.

Der »U.M.W.E.L.T.-Test«

Den von der modernen Umweltmedizin gefundenen Zusammenhängen trägt der sogenannte »U.M.W.E.L.T.-Test« Rechnung, ein Test, den der Autor gemeinsam mit Professor Zahn, Chefarzt der Umweltmedizinischen Beratungsstelle der Frauenklinik im Klinikum Straubing, Akademisches Lehrkrankenhaus der Technischen Universität München, 1990 entwickelt hat.

Der »U.M.W.E.L.T.-Test« hat sich inzwischen in der Praxis sehr bewährt. Er ist sehr gut geeignet, um schnell und effektiv die Belastung von Patienten gegenüber Umwelteinflüssen abschätzen zu können.

Der »U.M.W.E.L.T.-Test« überprüft stichpunktartig die sechs wichtigsten Schwerpunkte, die aufgrund modernster psychoimmunologischer Untersuchungen zur Entstehung umweltbedingter Krankheiten beitragen können. Diese sind in der folgenden Tabelle aufgeführt:

U = Umfeld, soziales (Partnerschaft, Familie, soziale Bindungen, Beziehungen etc.)

M = Mahlzeiten, Medikamente (Ernährung, Zusammensetzung, Schadstoffbelastung, Zubereitungsart, Häufigkeit und Regelmäßigkeit der Nahrungsaufnahme)

W = Wohnen (Wohnort, -lage, Baumaterialien, Möbel, Teppiche, Tapeten, Schadstoffexposition im Wohn-, Schlaf- und Kinderzimmer)

E = Erwerb (Arbeitsbereich, Standort des Arbeitsplatzes, Arbeitsbedingungen unter umweltmedizinischen Aspekten, Streß, Exposition gegenüber Schadstoffen)

L = Leiden, Krankheiten, Symptome, Symptomkomplexe

T = Typus (psychisch-seelische Situation, psychische Belastbarkeit, Verhalten bei Streß: stabil oder labil, Neigung zu Depressionen, Aggressionen, Fremd- und Eigenbeurteilung)

Nach einer umfassenden umweltmedizinischen Befragung des Patienten fällt die Auswertung des »U.M.W.E.L.T.-Tests« nicht schwer. Anhand der Gesamtpunktzahl zeigt sich, ob ein Patient stark (0–4 Punkte), mäßig (5–8 Punkte) oder gering (9–12 Punkte) belastet ist. Starke Umweltbelastung ist eine absolute, mäßige Belastung eine relative Behandlungsindikation.

Der »U.M.W.E.L.T.-Test«

Ein Test zur Abschätzung des individuellen Risikos gegenüber Umweltbelastungen.

Punkte	0	1	2
U »Umfeld« (soziales Umfeld Konflikte, Streß)	starke Konflikte, viel Streß	mäßig viele Konflikte, wenig Streß	wenige Konflikte, kaum Streß
M »Mahlzeiten« (Ernährung)	schadstoff-belastet	schadstoff-behaftet	schadstoff-arm
W »Wohnung« (Zuhause)	schadstoff-belastet	schadstoff-behaftet	schadstoff-arm
E »Erwerb« (Arbeitsplatz)	schadstoff-belastet	schadstoff-behaftet	schadstoff-arm
L »Leiden«, Symptome	kränklich, müde, träge, schwach	nicht sehr ausdauernd, mäßig aktiv	vital, aktiv ausdauernd, belastbar
T »Typus« (Verhalten, Psyche)	aggressiv, depressiv, cholerisch	gelegentlich unausgeglichen, reizbar	innerlich ausgeglichen, stabil

Auswertung:

Summe	0–4	5–8	9–12
Umwelt-Belastung	stark belastet	mäßig belastet	gering belastet
Therapeutische Konsequenz	absolute Behandlungs-Indikation	relative Behandlungs-Indikation	keine Behandlungs-Indikation

Die Entstehung umweltbedingter Krankheiten

Wie die sechs Schwerpunktbereiche zur Entstehung umweltbedingter Krankheiten beitragen können, ist in der folgenden Abbildung schematisch dargestellt (Schulte-Uebbing 1992):

U	M	W	E	L	T
Umfeld	Mahlzeiten Medikamente	Wohnen	Erwerb	Leiden	Typus
Konflikt Partner Familie Trennung belastete Kindheit Enttäu- schung	Fertignahrung bestr.Kost pestiz.Kost Zusatzstoffe Medikamente Antibiotika	Geophys.A. Elektrosmog Bau-Schadst. Innenein- richtung Möbel Vorhänge Kleidung	Formaldehyd Lösungsmittel Schwermetalle Ozon Kanzerogene	Druck Ärger Streß Konfl. Unzufrie- denheit	Depressiv Manisch Cholerisch Hysterisch
Seele Psyche Körper	Körper Psyche Seele	Körper Psyche Seele	Körper Psyche Seele	Seele Psyche Körper	Seele Psyche Körper

Verdauungs-System
Vegetatives System
Hormonelle Regelkreise
Immun-System

Seele   Psyche   Körper

unspezifische Zeichen
akute Alarmreaktion
Chronifizierung
spezifische Zeichen
Krebsentstehung

In der Frauenarztpraxis des Autors gehört der »U.M.W.E.L.T.-Test« inzwischen zur Routine. Bei jeder Patientin kann dadurch schnell und effektiv die umweltmedizinische Gesamtsituation abgeschätzt werden. Gegebenenfalls wird nun mit gezielten weiterführenden Untersuchungen zur Abklärung der Erkrankung begonnen.

Diagnostik psychischer Faktoren

Umweltkranke Patienten sind häufig über die bestehenden Schadstoffbelastungen hinaus zusätzlich mit psychosozialem Streß konfrontiert, z. B. Arbeitsplatzwechsel, Prüfungen, oder ungelöste familiäre oder partnerschaftliche Konflikte, die z. T. auch unbewußter Natur sein können. Diese können den Ausbruch bzw. die Aufrechterhaltung einer umweltbedingten Erkrankung bewirken.

Hier gilt es mit dem Patienten gemeinsam die psychischen Stressoren zu eruieren und Wege zu deren Vermeidung zu erarbieten. Zudem kann eine lang andauernde allergische Erkrankung zu Veränderungen von Lebensgewohnheiten, wie z. B. frühzeitige Invalidität, Ernährungsumstellung, Kontaktverluste, führen, was beim Betroffenen verschiedene Ängste (z. B. Versagens- und Leistungsängste) bewirken kann.

Analyse von Umwelt-Ängsten

Die Erkrankung kann eine Einschränkung der Leistungsfähigkeit zur Folge haben, was schließlich in der Frage gipfelt: »Was bin ich überhaupt noch wert?«, woraus sich auch suizidale Gedanken ergeben können. Auch die Rolle der Erkrankten innerhalb der Familie verschiebt sich möglicherweise in Richtung Pfleger-/Kranken-Konstellation, was zunehmend zum Verlust der Selbständigkeit und Unabhängigkeit führen kann, bzw. eine Ablösung von der Familie erschwert oder verhindert.

Die Angstsymptomatik kann zusätzlich durch klassische Konditionierungsprozesse verstärkt werden. Hierdurch kann die Anzahl der allergieauslösenden Substanzen ausgeweitet werden und der Patient begegnet folglich immer mehr Substanzen ängstlich.

So kann ein Patient mit einer asthmaauslösenden Rosenallergie Asthma bekommen, wenn er nur eine Papierrose sieht oder sich eine Rose vorstellt.

Menschen, die in einer bestimmten Situation eine allergische Reaktion bekommen, haben eine erhöhte Bereitschaft, in einer ähnlichen Situation wieder die gleichen oder ähnliche Symptome zu zeigen. Aber auch operante

Konditionierungsprozesse können hier eine wesentliche Rolle spielen, z. B. kann die Erfahrung, daß Zuwendung sicher ist, wenn die Symptome auftreten, zur Stabilisierung der Erkrankung führen. Ein wesentlicher Teil der psychodiagnostischen Arbeit besteht folglich im gezielten Erkennen einer möglicherweise bestehenden Angstsymptomatik. An erster Stelle steht dabei das Erkennen der angstauslösenden Faktoren. Da deren Wurzeln weit zurückliegen können, ist es notwendig, die Entwicklungsgeschichte des Patienten in der Anamnese genau zu erheben, um so möglicherweise frühere Konflikte, die die heutigen Symptome mitbestimmen können, zu eruieren.

Diagnostisches umweltmedizinisch orientiertes Spektrum

Eine umweltmedizinisch orientierte Praxis sollte immer eng mit anderen Fachabteilungen, Gesundheitsämtern, Umweltbehörden, -laboratorien und -Instituten zusammenarbeiten, um das notwendige breite Spektrum an Untersuchungen anbieten zu können. Falls sich bei der umweltmedizinischen Beratung der begründete Verdacht ergibt, daß eine umweltbedingte Erkrankung vorliegt, wird den Patient(inn)en angeboten, die zur exakten Abklärung notwendigen Untersuchungen und die entsprechende Behandlung ambulant durchführen zu lassen. Die folgende Tabelle gibt das diagnostische Spektrum der Praxis des Autors wieder:

- Allgemeine Sprechstunde und Beratung
  Schwangeren-Vorsorge, Sonographie, Dopplersonographie
- Spezial-Sprechstunden: Zyklus-, Hormon-, »Wechsel«-, Kinderwunsch-, Schmerz-, »Fluor«-, »Candida«-, »Endometriose«-, Brust-, »Dysplasie«-, »Onkologie«-Sprechstunde

- Onkologische Diagnostik
- Diagnostik mittels Klassischer Homöopathie
- Diagnostik mittels Traditioneller Chinesischer Akupunktur
- Diagnostik nach Hildegard von Bingen
- EAV-Diagnostik (Elektroakupunktur nach Voll)

- Umweltmedizinische Labor-Diagnostik (»Schwangeren-Screening«, Abstrichprogramm, »Darm-Screening«, »Allergie-Screening«)
- Hormon-Screening (u. a. »Sterilitäts-«, »Amenorrhoe«-, »Prämenstruelles Syndrom«-, »Endometriose«-, »Klimakterium«-, »Postmenopausen«-Screening etc.)

- Umweltmedizinische Spezialuntersuchungen (Screening »Immunsystem I«, »Immunsystem II«, »Umweltschadstoffe I«, »Umweltschadstoffe II«, »Schwermetalle«, »Holzschutzmittel«, »Lösungsmittel«, »Pestizide«)
- »Formaldehyd-Test«
- Amalgam-Tests (»Amalgam-Screening«, »Kaugummi-Test«, »DMPS-Test«, »Amalgam-Allergietest«)
- Haaranalysen (»Gesamt-«, »Teil-Analysen«)
- »Raucher-Profil«
- »Tumor-Risiko-Profil«
- »Immun-Profil«, »Streß-Profil« etc.

Allgemeine Schadstoff-Untersuchungen

Es hat sich in der Praxis des Autors gezeigt, daß eine Zusammenarbeit mit einem oder mehreren Baubiologen, der/die vor Ort Schadstoffmessungen durchführt/durchführen, sehr sinnvoll sein kann. Sinnvoll können je nach Fragestellung Untersuchungen von Staub, Wasser, Boden, Luft, Lebensmitteln und diversen verdächtigen Materialien wie Teppichböden, Wandverkleidungen, Tapeten, Lacke, Farben, Kunststoffe etc. sein.

Probennahme

Bei der Entnahme der Proben geht man folgendermaßen vor:

- Staub
  Eine Woche gesonderten Staubsaugerbeutel für den zu prüfenden Raum benutzen. Diesen Raum nicht lüften. Nicht die Stellen saugen, wo die Schadstoffquelle vermutet wird; das würde die Ergebnisse verzerren. Staubsaugerbeutel samt Inhalt einschicken.

- Wasser
  Vor Entnahme der Probe das Wasser zwei Minuten lang mit vollem Strahl laufen lassen. Danach in ein sauberes Glasgefäß (etwa ein 200 ml großes Medizinalglas) füllen.

- Boden
  Mit einer Schaufel werden Proben bis in eine Tiefe von maximal 20 cm entnommen. Man zieht an verschiedenen Stellen der verdächtigen Bodenfläche mindestens drei Proben (zusammen ca. 300 g), vermischt sie miteinander und schickt sie in einer Plastiktüte ein.

- Luft
  PCP, Lindan, Formaldehyd und andere Luftverunreinigungen müssen vor Ort mit Spezialgeräten gemessen werden.

- Andere Materialien
  Ein etwa 10 × 10 cm großes Stück des verdächtigen Materials wird in Alufolie gewickelt und eingeschickt (außer bei Aluminiumbestimmungen). Nicht in Zeitungspapier oder Plastiktüten, weil das die Werte verfälschen kann.

- Lebensmittel
  Feste Proben dicht abschließend mit Alufolie umwickeln; Flüssigkeiten in ein Medizinalglas abfüllen.

Labors, die solche Analysen durchführen, findet man beispielsweise im Alternativen Branchenbuch.

Spezielle umweltmedizinische Tests

Folgende Laboruntersuchungen werden in der Praxis des Autors gegebenenfalls zusätzlich durchgeführt, um den Immunstatus zu ermitteln:

- Anzahl der T-Zellen
- Immunglobuline
- Gesamtkomplement
- Immunkomplexe
- Mediatoren

Die Spermidin-Messung im Vollblut ist ein zuverlässiger Test, um Abbau- und Aufbauprozesse im Organismus festzustellen. Wenn beispielsweise Zellen oder Proteine im Körper zunehmen, steigt der Spermidinwert im Blut über den normalen Ruhewert von 0,9 mcg/ml an. Ein ansteigender Spermidinwert kann normal sein, beispielsweise in der Schwangerschaft, im Laufe von Regenerierungs-Prozessen der roten Blutkörperchen oder von Reparatur-Prozessen von Muskelzellen nach starker sportlicher Anstrengung.
    Bei folgenden pathologischen Zuständen kann ein hoher Spermidinwert meßbar sein:

- Umweltschadstoff-Belastungen
- Schleichende Vergiftung

- Chronische Darmerkrankungen (z. B. Colitis ulcerosa)
- Wachsende (gutartige oder bösartige) Tumoren

Das bedeutet, daß der erhöhte Spermidinwert das erste Anzeichen eines Krebsgeschehens im Körper sein kann. Bei vielen Krebspatienten kann beobachtet werden, daß hohe Spermidinwerte auf einen normalen Wert zurückgingen, wenn die Einnahme von Vitamin C auf 10 und mehr Gramm pro Tag erhöht wurde. Diese Änderung zeigte sich dann auch in anderen biochemischen Werten, z. B. im Anstieg sogenannter »Tumor-Marker«.

Haar-Analysen

Mit Haar-Mineralien-Analysen kann man feststellen, ob ein Zuviel an toxischen Elementen oder erhöhte bzw. erniedrigte Mineralienverhältnisse im Organismus vorliegen. Die Haar-Mineralien-Analyse kann eine wichtige Methode zur Bestimmung toxischer wie auch lebenswichtiger Mineralien und Spurenelemente sein. Außerdem bestätigen Gewebeuntersuchungen, daß die Haare den Gehalt an Mineralien und Spurenelementen der Körperorgane widerspiegeln.

Blutanalyse auf Insektizide und Herbizide

Immer häufiger werden Schädigungen des Körpers – insbesondere des Immunsystems – durch Insektizide und Herbizide verursacht. Diese gelangen über die Nahrungskette oder direkt durch Einatmen in unseren Organismus. Dramatisch sind die neurologischen und psychiatrischen Störungen, die daraus resultieren. Ob nun die genannten Gifte als mögliche Krankheitsursache in Betracht kommen, läßt sich näher durch eine Blutanalyse abklären.

Neopterin

Ein neuer Immun- und Tumormarker ist das sogenannte Neopterin. Seine Bestimmung erfaßt all jene Erkrankungen, bei deren Abwehr oder Entstehung zelluläre Immunmechanismen eine Rolle spielen: Virusinfekte, intrazelluläre/parasitäre Erkrankungen, Autoimmunerkrankungen, Allergien vom sogenannten Typ IV, Sprue und bösartige Erkrankungen. Je nach Immunstatus wird Neopterin in mehr oder weniger hoher Konzentration über die Niere ausgeschieden.

Umweltmedizinische Testmethoden

Die umfassende umweltmedizinische Diagnostik stützt sich unter anderem auf folgende Testmethoden:

- Antigenexposition und Challenge-Test: Meiden von Nahrungsmitteln und Chemikalien mit anschließendem Eßtest
- Serial Dilution Titration-Test: Bestimmung mit fortlaufend konzentrierter werdenden Lösungen
- PN-Test (Provokations-Neutralisations-Test): Injektionen in die Haut oder sublinguale Tropfen verdünnter Allergene
- Zytotoxische Blutuntersuchungen (in vitro).

Injektionstests

Für ein besseres Verständnis werden im folgenden einige Definitionen bezüglich der Testverfahren gegeben.

- Screening Lösung: Die Menge bzw. Konzentration einer Testlösung, mit der eine Testreihe beginnt.
- Alle Testlösungen sollten etwa in einem Zehn-Minuten-Intervall verabreicht werden
- Serial Dilution Titration (SDT): Intradermale Injektionen von Testlösungen mit fortlaufend konzentrierter werdenden Lösungen. Getestet werden natürliche Inhalationsstoffe wie Pollen, Staub, Schimmelpilze.
- Bei der Bewertung ist nur das Wachstum der Quaddeln ausschlaggebend, nicht die Symptome des Patienten.
- Provokations- und Neutralisationstest: Auch hier werden intradermale Quaddeln gesetzt.
- Wenn ein Patient auf ein Nahrungsmittel oder eine chemische Substanz sensitiv reagiert, wächst die gesetzte Quaddel innerhalb eines Zeitraumes von zehn Minuten um mindestens 2 mm. Ferner werden auch die Symptome des Patienten berücksichtigt.
- Sublingualer Test: Provokations- und Neutralisationstest, bei dem eine bestimmte Menge einer Testlösung (z. B. Nahrungsfarbstoffe, Hormone oder sonstige Chemikalien) direkt unter die Zunge getropft wird. Hierbei können nur die Veränderungen der Symptome beurteilt werden.

Challenge-Test

Unter Challenge-Tests versteht man das gezielte Meiden von Nahrungsmitteln und Chemikalien mit anschließender Antigenexposition. Der Patient meidet das vermutlich allergene Nahrungsmittel vier bis fünf Tage lang. Danach nimmt er das betreffende Nahrungsmittel (und nur dieses!) in reiner Form zu sich. Treten ein bis zwei Stunden, nachdem das verdächtige Nahrungsmittel gegessen worden ist, heftige Symptome auf, so ist der Patient dagegen überempfindlich. Die Reaktion kann auch bis zu 24 Stunden später einsetzen.

Die Menge der aufgenommenen Nahrung, die Resorptionsrate wie auch die chemischen Eigenschaften der getesteten Substanzen beeinflussen das Auftreten und die Art der Symptome. Mahlzeiten mit hohem Fettgehalt werden langsamer im Darm resorbiert und führen zu einem verzögerten Einsetzen von Symptomen.

Eliminierungs-Diät

Bei der Diagnose von Überempfindlichkeitsreaktion kann man für einige Wochen ein bestimmtes Nahrungsmittel oder eine bestimmte Nahrungsfamilie aus dem Ernährungsplan des Patienten eliminieren und beobachten, ob sich die Symptome bessern. Bei Patienten, die sich die finanziell aufwendigen Injektionstests nicht leisten können oder deren Symptome nicht besonders akut sind, können mit der Eliminierungsdiät gute Erfolge erzielt werden.

Ermittlung der neutralisierenden Dosis (ND)

Der umweltmedizinisch arbeitende Arzt begnügt sich nicht damit, herauszufinden, welche Substanzen eine positive Testreaktion erzeugen und somit als allergen einzustufen sind. Im Laufe der Testreihe soll eine Verdünnung des allergieauslösenden Stoffes gefunden werden, die die Symptome zum Abklingen bringen. Eine solche Lösung, die neutralisierende Dosis (ND), muß in jedem Falle individuell ermittelt werden.

Intradermale Provokations- und Neutralisationstests

Der Provokations-Neutralisationstest (PN-Test) ist heute eine sehr umstrittene Methode, die zu Diagnosen bei Überempfindlichkeiten eingesetzt wird. Es ist zunächst das Ziel der Methode, Substanzen zu identifizieren, die beim Patienten Symptome auslösen. Zweitens soll die Verdünnung herausgefunden werden, die die Symptome zum Abklingen bringt (Neutralisationsdosis oder Therapiedosis).

Anmerkungen zur umweltmedizinischen Allergiediagnostik

Die richtige Jahreszeit

Wie schon erwähnt, treten Allergien auf Inhalate nur zu bestimmten Jahreszeiten auf, vor allem die Pollenallergien. Baumpollen befinden sich besonders im Frühjahr in der Luft, Gräserpollen von Spätfrühling bis Sommer, Kräuterpollen von Spätsommer bis anfang Herbst. Allergien auf Insektenstiche fallen in der Regel mit dem Lebenszyklus der Tiere zusammen, Allergien auf Insektenteile können aber manchmal das ganze Jahr über andauern, wie im Falle der winzigen Hausstaubmilben, deren abgestorbene Reste immer wieder mit dem Staub aufgenommen werden. Schimmelpilze sind während des Sommers und während Perioden der Trockenheit weniger aktiv als in der feuchtkalten Jahreszeit. Andererseits kann gerade an trockenen Tagen die Luft stark mit ihnen belastet sein. Alle diese Stoffe werden mit der Luft aufgenommen (»inhaliert«), deshalb bezeichnet man sie als Inhalate. Bei Schleimhautsymptomen wie Schnupfen, Asthma und Bindehautentzündungen ist immer zuerst an eine Allergie auf Inhalate zu denken. Allerdings können Inhalate auch gelegentlich Hautreizungen hervorrufen.

Allergische Reaktionen auf Inhalate

Die meisten saisonbedingten Allergene können auch mit der Nahrung in den Körper gelangen und dann zu beliebigem Zeitpunkt während des Jahres wirken. Bei Hausstaubempfindlichkeit sind oft die Milben das eigentliche Allergen. Unter den tierischen Allergenen können Katzen- und Pferdehaare und -schuppen besonders häufig allergische Reaktionen auslösen. Oft ist der Betroffene auf anderem Wege, etwa durch mit dem Speichel oder Urin der Tiere verunreinigten Staub, dem Allergen begegnet. Auf solche Allergene reagiert häufig die Haut. Hauptsymptome sind Hautausschläge oder Nesselsucht. Bei Kindern werden häufig Symptome wie atopische Neurodermitis, Asthma, Schnupfen, zerebrale Probleme wie Hyperaktivität, Verhaltensstörungen, Angstzustände und Depressionen beobachtet.

Schimmelpilze

Besonders verdächtige Quellen für Schimmelpilze in der alltäglichen Umgebung sind: verdorbene Speisen, verschmutzte Polstermöbel, Mülleimer, feuchte Kellerräume, Badezimmer, Waschbecken, Spülen und Luftbefeuchter. Schimmelpilze finden sich auch häufig im Hausstaub oder hinter Tapeten.

Es folgt eine Liste der verschiedenen Schimmelpilzarten und ihrer bevorzugten Lebensräume:

- Alternaria – Pflanzenblätter, feuchte Wände, im Freien besonders an heißen trockenen Tagen in der Luft zu finden.

- Aspergillus – verfaulte Nahrungsmittel, organischer Abfall, Innenräume, feuchte Keller, Bettzeug.

- Aureobasidum – Blätter, Papier, Erde, Holz.

- Basidiomyzeten – sind in der Landwirtschaft verbreitet und können bei der Weizenverarbeitung Probleme machen.

- Fusarium – Erde, Komposthaufen, besonders bei feuchter Witterung.

- Helminthsporium – alle Pflanzen.

- Hormodendrum – verfaulende Pflanzen, Komposthaufen.

- Penicillium – Aspergillus.

- Rhizopus – Erde, Blätter, besonders in trockenen Gegenden, aber auch in feuchten Innenräumen.

- Rhizopus nigricans – Brot.

Jahreszeitunabhängige Inhalate

Hierzu gehören vor allem Allergien auf Hausstaub, Federn und Haare, Schuppen, Speichel, Urin oder Kot von Haustieren. Die typischen Symptome sind Schnupfen, Bindehautentzündung, Asthma. Gelegentlich kommt es zu Nesselausschlag und auch zu anaphylaktischen Schocks.

Nahrungsmittel

Auf folgende Nahrungsmittel sollte getestet werden:

- Ei
- Milch
- Weizen
- Soja

- Geflügel
- Fisch
- Nüsse
- Schalentiere
- Muscheln
- Erdnüsse

Auf folgende weitere Nahrungsmittel kann zusätzlich getestet werden:

- Beeren
- Tomaten
- Gewürze
- Orangen
- Zitronen
- Schokolade

Kopfschmerz-Diagnostik

Falls Kopfschmerz ein Leitsymptom ist (Migräne, zerebrale und neurologische Störungen, Depression, Angst- und Erschöpfungszustände) sollte auf folgendes getestet werden:

- Schokolade
- Ei
- Milch
- Weintrauben
- Käse
- Weizen
- Tomate
- Hefe
- Kaffee
- Nüsse
- Bohnen
- Erbsen
- Zwiebeln
- Soja
- Schweinefleisch
- Hafer
- Rote Beete
- Diverse Inhalate: Schimmelpilze, Haustaub, Hausstaubmilben, Katzen- und Hundehaare, Chemikalien

Neurodermitis-Diagnostik

Hat man das Hauptsymptom »Neurodermitis«, sollte man auf folgende Allergene testen:

- Milch
- Ei
- Weizen
- Fisch
- Kartoffeln
- Alle Schimmelpilze, Hausstaub und Hausstaubmilben
- Tierhaare und -schuppen

Diagnostik »akute Nesselsucht«

Die wahrscheinlichsten Auslöser von Allergien, deren Hauptsymptome »akute Nesselsucht« ist, sind:

- Fisch
- Schalentiere
- Alle Nüsse, v. a. Erdnüsse
- Ei
- Hafer
- Alle Schimmelpilze, Hausstaub und Hausstaubmilben

Diagnostik »rheumatische Symptome«

Bei Allergien, die sich in »rheumatischen Symptomen« und Arthrose zeigen, sollte man folgende Allergene austesten:

- Alle Schimmelpilze
- Hausstaub und Hausstaubmilben
- Geflügel
- Schweine- und Rindfleisch
- Zucker
- Milch
- Kartoffeln
- Tomaten
- Paprikaschoten
- Auberginen
- Weizen

Diagnostik »Hals-Nasen-Ohren-Allergien«

Die wahrscheinlichsten Auslöser von Allergien, die sich in Hals-Nasen-Ohren-Beschwerden zeigen, sind:

- Alle Schimmelpilze
- Hausstaub
- Hausstaubmilben
- Milchprodukte, Weizen
- Zitrusfrüchte
- Paraaminobenzoesäure (ein PHB-Ester)
- Autoabgase
- Alkohol, Tabak

Diagnostik »Asthma und Bronchitis«

Die wahrscheinlichsten Auslöser von Allergien, die sich als Asthma oder Bronchitis äußern, sind:

- Alle Schimmelpilze
- Hausstaub
- Hausstaubmilben
- Inhalata (Wolle, Tierhaare, Federn, Bestandteile von Schaf und Kaninchen)
- Alle Pollen je nach Saison
- Weizen
- Mais
- Ei
- Milch
- Rind
- Schwein
- Kartoffel
- Orange
- Kaffee
- Tomate
- Hefe
- Schokolade
- Tabakrauch
- Äthanol
- Abgase

Die wahrscheinlichsten Auslöser von Allergien mit schwersten Sofortreaktionen, sind:

- Ei
- Milch
- Weizen
- Erdnuß
- Soja
- Huhn
- Fisch
- Nüsse
- Schalentiere
- Schokolade
- Cola
- Tomate
- Gewürze
- Beeren
- Orangen

Allergene Lebensmittelzusatzstoffe

Allergiker sollten auf jeden Fall versuchen, allergene »Lebensmittelzusatzstoffe« zu meiden. Im Zweifelsfall muß man zunächst die häufigsten Farbstoffe austesten:

E-Nummer	chemische Bezeichnung
E 100	Kurkumin
E 102	Tartrazin
E 104	Chinolingelb
E 110	Gelborange S
E 120	Echtes Karmin, Karminsäure, Chochenille
E 122	Azorubin
E 123	Amaranth
E 124	Cochenillerot A (Ponceau 4 R)
E 127	Erythrosin
E 131	Patentblau V
E 132	Indigotin I (Indogo-Karmin)
E 142	Brillantsäuregrün
E 150	Zuckerkulör
E 151	Brillantschwarz BN
E 153	Kohlenschwarz

E 160b	Bixin
E 173	Aluminium (nur für die Oberfläche von Lebensmitteln zugelassen)
E 174	Silber
E 175	Gold

Als nächstes sollte man dann die folgenden Konservierungsmittel austesten:

E 200	Sorbinsäure
E 201	Natriumsorbat
E 202	Kaliumsorbat
E 203	Calziumsorbat
E 210	Benzoesäure
E 211	Natriumbenzoat
E 212	Kaliumbenzoat
E 213	Calciumbenzoat
E 214	p-Hydroxibenzoesäureester
E 215	Natriumsalz von 214
E 216	p-Hydroxibenzoesäure-n-propylester
E 217	Natriumsalz von 216
E 218	p-Hydroxibenzoesäure-methylester
E 219	Natriumsalz von 218
E 220	Schwefeldioxid
E 221	Natriumsulfid
E 222	Natriumhydrogensulfit (Natriumbisulfit)
E 223	Natriumdisulfit (Natriumpyrosulfit oder Natriummetabisulfit)
E 224	Kaliumdisulfit (Kaliumpyrosulfit oder Kaliummetabisulfit)
E 226	Calciumsulfit
E 227	Calciumhydrogensulfit (Calciumbisulfit)
E 230	Biphenyl (Diphenyl)
E 231	Orthophenylphenol
E 232	Natriumorthophenylphenolat
E 233	Thiabendazol
E 236	Ameisensäure
E 237	Natriumformiat (Natriumsalz von 236)
E 238	Calciumformiat (Calciumsalz von 236)
E 249	Kaliumnitrit
E 250	Natriumnitrit
E 251	Kaliumnitrat (Chilesalpeter)
E 252	Kaliumnitrat
E 280	Propionsäure
E 281	Natriumpropionat
E 282	Calciumpropionat
E 283	Kaliumpropionat

Auch die folgenden Antioxidantien sollte man gegebenenfalls austesten:

E 310   Propylgallat
E 311   Octylgallat
E 312   Dodecylgallat
E 320   Butylhydroxianisol (BHA)
E 321   Butylhydroxitoluol (BHT)
E 325   Natriumlactat
E 326   Kaliumlactat
E 327   Calciumlactat

Darüberhinaus kann man die folgenden Verdickungs-, Geliermittel und Stabilisatoren austesten:

E 402   Kaliumalginat
E 403   Ammoniumalginat*
E 404   Calciumalginat
E 405   Prophylenglykolalginat*
E 420   Sorbit**
E 477   Prophylenglykolester von Fettsäuren*

Vorgehen beim Nahrungsmitteltest

Grundtest

Alle Patienten werden zunächst auf folgende Nahrungsmittel getestet: Weizen, Milch, Ei, Rüben- und Rohrzucker, Backhefe, Bierhefe, Hafer, Buchweizen, Backferment.

Im Anschluß an diese Testreihen folgt zur weiteren Fokussierung ein Gespräch mit dem Ernährungswissenschaftler oder dem Diätassistenten.

Sekundärtest

Wenn seitens der Ernährungsfachleute keine anderen oder zusätzlichen Anweisungen gegeben werden, sind folgende Nahrungs- bzw. Genußmittel zu testen: Schweinefleisch, Rindfleisch, Kartoffeln, Huhn, Soja, Zwiebel, Erdnüsse, Tomaten, Kaffee, Tee, Schokolade, Mais.

Anschlußtest

Alle Nahrungsmittel, die mehr als zweimal in der Woche gegessen worden sind, werden in der dritten Kategorie getestet. Jetzt werden auch Nahrungsmittel getestet, die der Patient oder die Ernährungsfachleute vorschlagen.

Allergenextrakte sollten unkonserviert sein

Die auf dem Markt erhältlichen Allergenextrakte enthalten als Konservierungs-mittel häufig Phenol oder Glyzerin (immuntoxische Wirkung). Da aber zahlrei-che Patienten gegen diese Inhaltsstoffe allergisch sind (80–90 %) ist es erfor-derlich, daß die Patienten vor dem Test mit konservierten Testlösungen neutra-lisierende Lösungen von Phenol und Glyzerin erhalten. Wenn möglich, sollten diese Inhaltsstoffe nicht verwendet werden. Frisch hergestellte Nahrungsmit-telextrakte sollten sofort tiefgefroren werden. Die fertigen Testlösungen, also Verdünnungen dieser Extrakte, werden nur sechs Wochen lang benutzt und danach verworfen.

Während der PN-Tests kann der Patient seinen Nahrungsplan beibehalten und hat weniger schwere Reaktionen als nach den vorher beschriebenen Eßtests (challenge test). Ferner besteht hier weniger die Möglichkeit von sug-gestiven Reaktionen. Der PN-Test ist eher für Einfach- und Doppelblindstudien zu experimentellen Zwecken anwendbar als challange tests.

Diagnostik von Schwermetall-Belastungen

Kaugummitest

Will man bei erhöhter Hg-Ausscheidung prüfen, ob die Amalgamfüllungen der Zähne Ursache für die Belastung sind, so sollte man den sogenannten »Kau-gummitest« durchführen lassen. Man sammelt 5 ml Speichel spontan, kaut 10 Minuten ein zuckerfreies Kaugummi und sammelt während dieser Zeit erneut 5 ml Speichel. Beide Proben werden auf Quecksilber und Kupfer, ggf. auch auf Silber und Zinn untersucht. Falls die entsprechenden Werte nach dem Kauen deutlich höher als vorher sind, ist es ratsam, die Amalgamfüllungen entfernen zu lassen.

DMPS-Mobilisationstest

Der DMPS-Mobilisationstest dient dem Nachweis von Quecksilber und ande-ren toxischen Schwermetallen nach entsprechender Mobilisation im Urin. Wegen möglicher Nebenwirkungen sollte der Test nur vom umweltmedizi-nisch versierten Arzt durchgeführt werden.

- Zunächst wird die Urinprobe I abgegeben: Urin I: 10–20 ml Spontanurin vor Gabe von DMPS (Dimaval®).
- Dann wird DMPS langsam intravenös gespritzt.
- Der Patient soll dann ca. 150 ml Tee oder Mineralwasser trinken.
- Etwa 30 Minuten nach der DMPS-Spritze wird die Urinprobe II abgegeben und dann auf Kupfer und Quecksilber (bei Hochdruck evtl. zusätzlich Blei, bei Osteoporose evtl. zusätzlich Cadmium) untersucht.

Kontraindikation für den DMPS-Test ist eine eingeschränkte Nierenfunktion. Nebenwirkungen: Nach i. v.-Injektion von Dimaval kann es bei 1 % der Patienten zu flüchtigen Hautreaktionen kommen. Vegetativ sehr labile Patienten können einen Kollaps infolge Blutdruckabfall erleiden.

Aluminium-Test

Um eine Aluminiumvergiftung festzustellen, bestimmt man in der umweltmedizinischen Praxis die Aluminiumausscheidung im 24-Stunden-Urin nach EDTA-Infusion.

Multitest-Merieux

Der Test dient zur Bestimmung des Status der zellvermittelten Immunität durch Messung der Reaktionen vom verzögerten Typ gegenüber 7 Antigenen.

- Die Anwendung des Teststempels erfolgt am Unterarm.
- Die Ablesung findet 48 Stunden später statt.
- Drei Gruppen von Patienten können dabei identifiziert werden: Anerge Patienten (keine Reaktion), hypoerge Patienten (geringe Reaktion) und Patienten mit normaler Immunantwort

Phenol-Belastungstest

Phenol ist ein bedeutender Umweltschadstoff, der relativ oft Allergien auslösen kann. In der umweltmedizinischen Praxis kann der Phenol-Belastungstest relativ einfach durchgeführt werden. Dieser Konservierungsstoff wird normalerweise als erstes getestet, da sehr viele Antigenlösungen mit sehr geringen Phenolmengen konserviert sind. Ist der Patient dagegen allergisch, müssen für die weiteren Tests aufwendig zubereitete Antigenlösungen ohne Konservierungsstoffe benutzt werden.

Formaldehyd-Belastungstest

Bei Verdacht auf Formaldehyd-Belastung empfiehlt sich eine genaue Abklärung des Formaldehyd-Methanol-Stoffwechsels durch den sogenannten Formaldehyd-Belastungstest. Darüberhinaus sollte man den Immunstatus ermitteln mit folgenden Werten:

- Quantitative Immunglobuline
- Lymphzystensubpopulationen
- Multi-Merieux-Test
- Folsäure
- Vitamin B 12
- Vitamin B 6

- Differentialblutbild
- Eiweißelektrophorese
- Leberenzyme
- Alpha-Amylase
- Lipase
- Kreatinin

Paraffintest

Der Paraffintest ist eine gute Methode zur Diagnostik und insbesondere auch zur Therapie bei akuten und chronischen Vergiftungen mit fettlöslichen Giften. Chronische Vergiftungen sind im Blut oder Urin nicht direkt nachweisbar. Alle fettlöslichen Gifte, die im menschlichen Nerven- bzw. Fettgewebe gespeichert werden, werden beim Fasten von der Leber abgebaut, über die Galle in den Darm ausgeschieden und aus den tieferen Darmabschnitten wieder resorbiert (entero-hepatischer Kreislauf). Parrafinöl und Kohle binden einen Großteil dieser Substanzen und führen zu ihrer Ausscheidung über den Stuhl. Die Bindung an Kohle ist so intensiv, daß bisher eine Abtrennung zu Nachweiszwecken noch nicht möglich war, zu Nachweiszwecken muß daher Paraffinöl eingesetzt werden.

Durchführung des Paraffintests:

Zunächst täglich 3 × 1 Eßlöffel Paraffinöl trinken. Nach Eintritt des Paraffinölstuhls Nulldiät beginnen (drei Tage lang), Paraffinöl weiter nehmen. Vom ersten Stuhl und vom Stuhl des dritten Tages je ca. 5 ml entnehmen und in den Gefäßen I und II sammeln.

Zytotoxischer Blut-Test (in vitro)

Der zytotoxische Bluttest basiert auf dem Prinzip, daß Extrakte von Nahrungsmitteln und Chemikalien, gegen die der Patient allergisch ist, eine sichtbare Schädigung bei weißen Blutzellen (z. B. Neutrophilen) erzeugen. Die Schädigung wird auf einer Skala nach mikroskopischer Untersuchung eingestellt.

HLB-Bradford-Bluttest

Der im amerikanischen Bradford-Research-Institut entwickelte HLB-Bluttest kümmert sich nicht um einzelne Organwerte, also Leber- oder Nierenwerte usw., sondern stellt die allgemeine Stoffwechselbelastung des Körpers fest. Er zeigt, wieviele Stoffwechselschlacken sich im Blut befinden, wo sie herkommen und wie sie am besten zu beseitigen sind. Auf diese Weise können sehr früh ernsthafte Störungen wie zum Beispiel die Gefahr von rheumatischen

Veränderungen, von Allergien, multipler Sklerose, Raucher-Belastungs-Symptomen, psychischem Streß, Entzündungen, Tuberkulose, Störungen der Drüsen, Blutarmut, Vitamin-C-Mangel oder gar Krebs entdeckt werden.

Bioelektronische Funktionsdiagnose (BFD)

Grundlage dieser Diagnoseform ist die Traditionelle Chinesische Akupunktur. Bei diesem Untersuchungsverfahren wird die Hautspannung an verschiedenen Akupunkturpunkten der Finger- und Zehenspitzen gemessen. Jede Veränderung zum Normalwert gibt Hinweise auf mögliche Krankheitszustände beim Patienten.

Pulsdiagnose

Nach Ansicht der Chinesen ist für die klassische Akupunktur die Pulsdiagnose eine wichtige Voraussetzung. Bei diesem Verfahren legt der Behandelnde seine Zeige-, Mittel- und Ringfinger auf den Handgelenkspuls des Patienten, zuerst an der linken, dann an der rechten Hand. An jeder Hand wird der Puls einmal fest und einmal lose gefaßt, und an jedem Finger ist dabei die Pulsstelle spürbar. Zu jedem Finger gehört ein bestimmter Meridian, und die Pulswelle an dieser Stelle gibt Auskunft über seine Energiefülle und Energieleere – ganz unabhängig davon, ob der Puls nun stark oder schwach zu fühlen ist. So werden an jedem Handgelenk sechs Meridiane getastet. Dadurch bekommt der Behandler einen genauen Überblick über den Energiezustand in allen zwölf Meridianen seiner Patienten.

Fußreflexzonen-Diagnose

Eine andere Möglichkeit ist die Fußreflexzonendiagnose, bei der an den Füßen des Patienten die Schmerzzonen ertastet werden. Die Lage dieser Schmerzzonen gibt dem Behandelnden dann wiederum Aufschluß über Erkrankungen der zu diesen Reflexzonen gehörenden Organe.

Diese Art von Diagnose anhand von Reflexzonen läßt sich beliebig fortsetzen auf Rückendiagnose, Brustdiagnose, Bauchdiagnose usw. Sie erlaubt es einem naturheilkundlichen Behandler, alles zu verwerten, was er beim Patienten beobachten kann. Das gilt für die Körperhaltung ebenso wie für die Stellung der Wirbelsäule, für Muskelverspannungen oder -erschlaffungen, für Hautveränderungen, für die Körperbehaarung, für die Ausdünstung, die Beschaffenheit und den Geruch von Stuhl oder Urin usw.

Im Laufe der Jahre entwickelt wohl jeder Behandler eine gewisse Intuition. Das heißt, daß verschüttete Instinkte wieder lebendig werden und er so Krankheiten bei seinen Patienten spürt, für die es noch gar keine vorzeigbaren diagnostischen Hinweise gibt.

Kapitel 6

Therapie umweltbedingter Krankheiten im Sinne Hildegards

Therapie nach Hildegard

Ein(e) umweltmedizinisch orientierte(r) Therapeut(in), der/die auch therapeutische Maßnahmen aus der Hildegard-Heilkunde in sein/ihr Heilkonzept miteinbezieht, strebt ein ganzheitliches Therapiekonzept an, zu dem neben einem breiten Spektrum schulmedizinischer Verfahren auch eine Reihe von naturheilkundlichen Verfahren gehören.

Ziel der Therapie

Ziel der umweltmedizinisch orientierten Ganzheitstherapie im Sinne von Hildegard sollte es sein, ein durch Umweltschadstoffe verschobenes Gleichgewicht zwischen Körper, Seele und Geist wiederherzustellen, so daß der/die Patientin) mit ihr wirke, »... *weil der Mensch ohne die Natur weder leben noch bestehen kann ...«* *(PL 755, B).*

Dabei handelt es sich zunächst um ein Gleichgewicht zwischen den vier Elementen. Nach Hildegard muß die verlorene Einheit und Ausgewogenheit zwischen den vier Elementen wiederhergestellt werden:

> »... *Im Menschen sind Feuer, Luft, Wasser und Erde und aus ihnen besteht er.«*

Die vier Säulen der umweltmedizinischen Therapie nach Hildegard

Die umweltmedizinische Ganzheitstherapie nach Hildegard von Bingen steht auf vier Säulen, die nicht nur den Körper stärken und entlasten (Entgiftung, Ausleitung, Abwehrsteigerung), sondern insbesondere auch die Seele (das Gefühl) harmonisieren und den Geist (Verstand, Intellekt, Wissen) mit neuen Impulsen versehen.

Hilfe zur Selbsthilfe

Ein ganz wichtiges Prinzip bei Hildegard ist die »Hilfe zur Selbsthilfe«. Gesundheit ist eine große Gnade, ein Geschenk, aber jeder ist für seine Gesundheit selbst verantwortlich.

Gesundheit . . .
. . . muß täglich neu errungen werden.
. . . ist kein Zustand, sondern ein Prozeß.
. . . ist Einheit von Körper, Seele und Geist.
. . . ist Einklang und Einheit mit der Schöpfung.

Ziel der Therapie ist es, ein durch Umweltschadstoffe verschobenes Gleichgewicht zwischen Körper, Seele und Geist herzustellen. Dies geht nach Hildegard nur durch die Wiederherstellung einer Harmonie mit der Schöpfung und mit Gott.

». . . Diese Heilmittel sind von Gott gewiesen
und werden den Menschen entweder gesund machen
oder er muß sterben,
oder Gott will nicht, daß er gesund wird . . .«
(C.C. 165, 21)

Die vier Säulen der umweltmedizinischen Therapie nach Hildegard

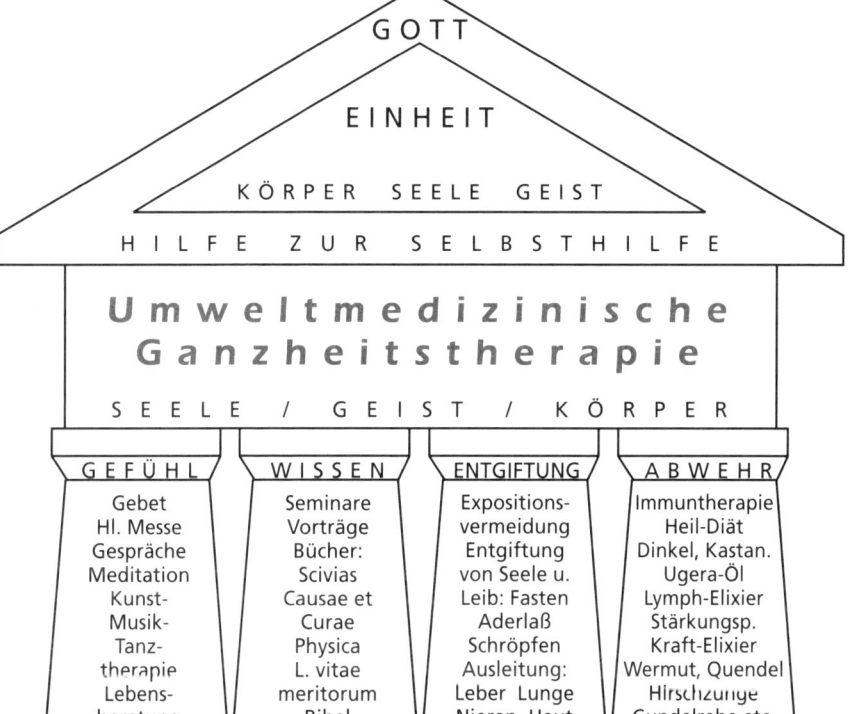

GOTT

EINHEIT

KÖRPER   SEELE   GEIST

HILFE   ZUR   SELBSTHILFE

Umweltmedizinische Ganzheitstherapie

SEELE / GEIST / KÖRPER

GEFÜHL	WISSEN	ENTGIFTUNG	ABWEHR
Gebet	Seminare	Expositions-	Immuntherapie
Hl. Messe	Vorträge	vermeidung	Heil-Diät
Gespräche	Bücher:	Entgiftung	Dinkel, Kastan.
Meditation	Scivias	von Seele u.	Ugera-Öl
Kunst-	Causae et	Leib: Fasten	Lymph-Elixier
Musik-	Curae	Aderlaß	Stärkungsp.
Tanz-	Physica	Schröpfen	Kraft-Elixier
therapie	L. vitae	Ausleitung:	Wermut, Quendel
Lebens-	meritorum	Leber Lunge	Hirschzunge
beratung	Bibel	Nieren Haut	Gundelrebe etc.

STATIONÄRE   GANZHEITLICHE   DIAGNOSTIK

AMBULANTE   DIAGNOSTIK

UMWELTMEDIZINISCHE   BERATUNG

Therapie nach Hildegard

Wer die Hildegard-Schriften nur überfliegt, meint, es gäbe kaum diagnostische Hinweise. Wenn man die umfangreichen Hildegard-Schriften genauer studiert, staunt man über die Fülle des therapeutischen Spektrums der Hildegard-Heilkunde: Somit ergibt sich nicht nur eine sehr interessante Ergänzung, sondern auch und vor allem eine sehr wichtige Bereicherung des schulmedizinischen Therapie-Spektrums zumal die Therapie der Heiligen Hildegard die gesamte Umwelt einschließlich aller in ihr wirkenden Gesetze mit einbezieht.

Hildegards Therapie setzt primär auf Prävention. Hildegard kommt es stets auf eine ganzheitliche Heilung von Seele, Geist und Körper an.

In den Büchern »Causae et Curae«, »Scivias« und »Ordo virtutum«, vor allem aber auch im fünften Buch der »Physica«, gibt Hildegard einige sehr wertvolle Therapiehinweise, wobei wir im Gegensatz zur modernen Schulmedizin bei Hildegard unter anderem folgende therapeutische Ziele erkennen können:

- Therapie der seelischen Situation
- Therapeutischer Ausgleich der Tugenden und Laster
- Therapeutischer Ausgleich des Zustandes der vier Elemente
- Therapeutischer Ausgleich des Zustandes der vier Säfte
- Therapeutischer Ausgleich des Zustandes der vier Temperamente
- Therapeutischer Ausgleich der Konstitution
- Therapie in Abhängigkeit von den Mondphasen

Therapie der seelischen Situation

Sowohl aus den Schriften »Scivias« als auch aus »Ordo virtutum«, »Physica« und »Causae et Curae« geht deutlich hervor, daß man bei Hildegard zunächst immer den seelischen Zustand verbessern und ordnen muß. Denn die Seele ist die Erhalterin des Lebens, wobei drei Arten von Seele unterschieden werden können: Die psychische, animalische und vegetative Seele mit dem Sitz in Gehirn, Herz und Leber. Daneben muß der Zustand der vier Säfte untersucht werden: Blut, Schleim, Gelbe und Schwarze Galle.

Therapie des seelischen Zustandes

Wir können bei Hildegard nicht nur lesen, daß die menschlichen Gedanken im Herzen entstehen. Sie schreibt auch, daß vor allem die Seele des Menschen im Herzen ist, und von dort aus regelt sie die menschlichen Gedanken.

Die erste Säule: Harmonisierung der Seele

Wie wir gesehen haben, ist Hildegard nicht nur Umweltärztin. Sie ist vor allem Seelenärztin. In ihrem Lehrbuch der Psychotherapie »Liber vitae meritorum« zeigt sie, daß Krankheiten seelische Ursachen haben: z. B. nervenzerrüttender Zorn, weltschmerzverursachende Besitzgier, verzweifelt und depressiv machender Unglaube etc.

Somit ist der Therapieansatz nach Hildegard ganz modern: Neueste psychoonkologische Untersuchungen von Simonton et al. aus den USA zeigen, daß die Harmonisierung der Seele die wichtigste therapeutische Maßnahme bei der Bekämpfung maligner Erkrankungen ist. Simonton konnte nachweisen, daß durch eine seelische Stabilisierung auch leichter eine Steigerung der Abwehr und Verbesserung von Ausscheidungs- und Entgiftungsfunktionen zu erreichen ist. Diesen Effekt kann man sich auch in der ganzheitlichen Therapie umweltbedingter Erkrankungen zunutze machen.

Die folgenden Schwerpunkte sind nach Ansicht des Autors besonders wichtig, um seelische Dimensionen zu stabilisieren:

- Sich bewußt Zeit nehmen: Zum Nachdenken, fürs Gebet, für die Heilige Messe, zum Meditieren. Für Gespräche mit Freunden und guten Bekannten. Für Begegnungen mit Tiefgang.

- Positiv denken: Sich über jeden Tag freuen, an dem man gesund ist. Dem Schöpfer dafür danken.

- Sich die Seele »reinhalten«: Destruktive und negative Gdanken bewußt meiden. Sich die Zeit zu schade werden lassen für destruktive und negative Menschen und Angelegenheiten. Medien und Fernsehen nicht unkritisch konsumieren.

- Sich trotz vieler Enttäuschungen und Rückschläge dennoch den Glauben an das Gute bewahren.

- Ordnung in die eigenen Gedanken bringen, Affekte zähmen, sich die eigenen Gefühle bewußt machen.

- Den Schlaf durch Wachsamkeit am Tag pflegen.

- Maßvoll, aber bewußt leben: Auf höchsten Bequemlichkeitsstandard verzichten, Luxus einschränken, dennoch das Leben genießen.

- Sich freuen an den schönen Dingen des Lebens: An der Natur, an der Harmonie der Schöpfung.

- Den Lebensrhythmus ordnen, ohne sich total zu verplanen. Raum lassen für Spontanität.

- Sich gesund ernähren und für eine geregelte Funktion der Ausscheidungs- und Entgiftungsorgane sorgen.

Die zweite Säule: Neue Impulse für den Geist

Ein weiterer wichtiger Schwerpunkt der umweltmedizinischen Therapie im Sinne Hildegards ist die Beratung und Information der Patientinnen über umweltmedizinische, ökologische und vor allem auch über psychosomatische Zusammenhänge. Hildegard schreibt dazu:

»*... Wenn nämlich der Mensch keine Gedanken hätte, hätte er kein Wissen, sondern wäre wie ein Haus, das weder Tür, noch Fenster noch Schornstein hat.*

...Die Gedanken begründen über das Wissen vom Guten und Bösen und ordnen alles, und das nennt man Gedanken ...

...So gehen aus dem Herzen auch die schlechten Gedanken hervor, und das ist die Tür ...

Deshalb führt aus dem Herzen ein Weg zu den Elementen, mit denen der Mensch das tut, was er denkt ...

...Bilden sich aber schädliche, üble Säfte, senden sie eine Art Brodem zum Gehirn ...«

In der Praxis des Autors werden in regelmäßigen Abständen Vorträge und Seminare durchgeführt, in denen dieses Basiswissen vermittelt wird. Schwerpunkte sind unter anderem allgemeine und spezielle Ernährungs- und Lebensberatung, Schadstoffvermeidung, Wissenswertes aus Baubiologie, Arbeits- und Wohnmedizin, Allergologie und vieles mehr.

Beratung und Information über umweltbedingte Erkrankungen, deren Entstehung, Symptome, Behandlung und vor allem über die Vermeidung.

Die folgende Tabelle gibt eine Übersicht über das umweltmedizinische Wissens-Spektrum, das in der Praxis des Autors vermittelt wird.

- Gesunde Ernährung:
  Hildegard-Küche, Hildegard-Heilkräuter, Küchengifte

- Lebensberatung:
  Glaube, Liebe, Hoffnung, Positives Denken, Partnerschaft, Familie, Arbeit, Freizeitgestaltung
  Scivias Liber vitae meritorum, Causae et Curae, Die 35 Tugenden, die 6 Laster, Seelen-Gifte

- Immunsystem und Psyche:
  Immunstimulierung
  Positives Denken

- Grundlagen der Umweltmedizin, aktuelle Daten über: Allergiologie, Immunologie, Toxikologie, Ökologische Daten, Radioaktive Strahlung, Mikrowellen, Wasch-, Reinigungs-, Desinfektionsmittel, Kosmetika, Kleidung, Stillen, Pestizide, Dioxine, Furane, Schwermetalle, Holzschutzmittel, Amalgam, Formaldehyd, Asbest, Vermeidung, Messung, Ausleitung

- Weiterführende Informationen:
  Adressen, Literatur, Veranstaltungshinweise, Kontakte zu Verbänden, Selbsthilfegruppen und vieles mehr.

Umweltschutz in der Praxis

Ein Hauptschwerpunkt in der ganzheitlich orientierten Praxis ist die Vermeidung umweltbedingter Erkrankungen. Sie ist der Schlüssel zur Gesundheit. Dazu gehört auch ein Umweltschutz-Konzept in der Praxis mit Schadstoff-Vermeidung und Recycling.

Als Beispiel für angewandte Ökologie und Baubiologie soll hier kurz die Praxis des Autors vorgestellt werden: Komplett nach baubiologischen Kriterien erstellt, liegt sie gut erreichbar und zentral (zwei Minuten vom Marienplatz) in Münchens Fußgängerzone. Kein Autolärm, keine Abgase. Die Wände sind aus Ziegeln gemauert. Die Elektroleitungen sind nach baubiologischen Kriterien verlegt: Mit abgeschirmten Kabeln, mit minimalen elektrischen und elektromagnetischen Feldern. Die Innenwände wurden mit reinem Kreidekalk (von der Insel Rügen) gestrichen. Keine Allergene. Der Fußboden ist aus Carrara-Marmor, lösungsmittelfrei verlegt. Schadstoffe in medizinischem Material (PVC, lösungsmittelhaltiges Material, Kunststoffe etc.) und sonstiger Müll werden so gut wie möglich vermieden, Wertstoffe so gut wie möglich recycelt.

Die dritte Säule: Entgiftung und Ausleitung

In der Praxis des Autors lernen die Patient(inn)en, wie sie ihren Körper entgiften können. Dazu gehört nach Hildegard zunächst die »seelische Entgiftung«: Man muß sich von giftigen Wesens- und Charakterzügen befreien. Dazu gehört vor allem, daß man sich die Seele »reinhält«: Daß man destruktive und negative Gedanken bewußt meidet und sich die Zeit zu schade werden läßt für destruktive und negative Menschen und Angelegenheiten. Dazu gehört vor allem, daß man nicht die Medien und vor allem das Fernsehen unkritisch konsumiert.

Ein Hauptziel der Entgiftung ist, daß man wieder Ordnung in die Elemente und in die Säfte bringt. Hildegard beschreibt dies so:

»... Wenn die Elemente im Menschen geordnet wirken, erhalten sie ihn ebenso und machen ihn gesund. Wenn sie aber in ihm nicht harmonieren machen sie ihn krank und bringen ihn um.

Wenn die Verbindung der Säfte, die von der Wärme, der Feuchtigkeit vom Blut und vom Fleisch stammen und im Menschen vorhanden sind, in Ruhe und in der richtigen Mischung in ihm wirken, bringen sie Gesundheit mit sich.

Wenn sie ihn aber gleichzeitig und ungeordnet treffen und im Übermaß über ihn herfallen, machen sie ihn schwach und bringen ihn um...«

Ernährung nach Hildegard

Nahrung und Schlaf

Eine Schlüsselposition zur Entgiftung und Ausleitung, vor allem aber zur allgemeinen Gesunderhaltung hat bei der heiligen Hildegard die richtige Ernährung.

Zum normalen Aufbau des Menschen und zur regelmäßigen Gesunderhaltung seines Körpers weist die heilige Hildegard sehr richtig und natürlich auf eine einfache und klare Gesetzmäßigkeit hin. Der menschliche Körper wird auf doppelte Weise ernährt: Einerseits durch Nahrung und andererseits durch Schlaf. Die Nahrungsaufnahme erfolgt normal wegen des Hungergefühls. Dieses entsteht, weil die vorher aufgenommene Nahrung eingetrocknet ist.

Säfte und Gerüche

Bei der Nahrung unterscheidet Hildegard inhaltsmäßig feinere Säfte und Gerüche und andere Teile. Was damit gemeint ist, ist nicht ganz klar, doch ist anzunehmen, daß sie damit auf die große Bedeutung der Zubereitungsart hinweisen will. Man kann gute Nahrung durch schlechte Zubereitung verderben. Wichtig sind gute Nahrungsbestandteile und gute Zubereitungen. Hildegard weist darauf hin, daß nur die gut zubereitete Speise bekömmlicher ist und der Gesunderhaltung dient.

Nach Hildegard sollen die feineren Säfte und Gerüche zum Gehirn kommen, die anderen gelangen zum Magen, Herz, Leber und Lunge. Um das zu regulieren und zu den richtigen Körperstellen und Organen zu führen, haben wir die Verdauung und die Gefäße, die die Säfte im ganzen Körper verteilen, ähnlich den 3 Digestionen bei Galen.

Nahrungsvorbereitung

Was die Vorbereitung der Nahrung anbelangt, und wann und in welchem Verhältnis wir unsere Mahlzeiten einnehmen sollen, darauf gibt die heilige Hildegard einige Hinweise. Diese mögen vielleicht zunächst ungewöhnlich erscheinen, zumal es keine modernen Lebensregeln sind. Vielmehr hängen sie mit der Klosterregel zusammen. Bei genauerer Analyse der Hintergründe sind sie aber doch sehr logisch und bemerkenswert.

Hildegard hat wahrscheinlich auch die empirische Schule (in Alexandrien, gegründet 250 v. Chr.—Glaukias: »Empirischer Dreifuß«) gekannt und auch aus eigenen Beobachtungen folgende Regeln aufgestellt:

- Rohe, halbgekochte, wie auch außergewöhnlich fette, saftlose oder trockene Speisen werden sehr schlecht verdaut.
- Man soll nie unregelmäßig und hastig essen, denn dadurch kann man leichter krank werden.

- Man soll im nüchternen Zustand aus Früchten und Mehl bereitete Speisen zu sich nehmen.
- Wichtig ist, vor Obst und Kräutern andere warme Speisen in geringer Menge gegessen zu haben.
- Die erste Mahlzeit so spät wie möglich (das heißt, das Frühstück ist mittags am bekömmlichsten).
- Nach dem Abendessen einen Spaziergang.

Zeiten

Warum die heilige Hildegard das Frühstück nur gegen Mittag einzunehmen rät, kann man nicht genau feststellen, doch ist mit aller Wahrscheinlichkeit anzunehmen, daß dies auf die damaligen Klosterregeln zurückzuführen ist. Jedenfalls schreibt sie für gesunde Leute diese Zeit vor, und nur die Schwachen und Kranken sollen ein Frühstück früh morgens einnehmen.

Unsere letzte Mahlzeit, so rät die Verfasserin von »Causae et Curae«, soll im allgemeinen so eingenommen werden, daß nachher noch Zeit für einen Spaziergang bleibt.

Temperatur

Die Nahrung soll immer richtig eingeteilt aufgenommen werden. Von sehr vielen kalten Speisen, wenn auch darauf warm gegessen wird, oder von übermäßiger Flüssigkeit kann man leicht erbrechen, oder es treten Eingeweideschmerzen auf. Die Nahrung soll normal temperiert sein, und sie soll in einem normal gewärmten Raum aufgenommen werden. In einem sehr warmen Zimmer dagegen, auch wenn das Essen richtig temperiert ist, werden die Speisen selbst nicht schaden, aber die Hitze des Raumes bringt körperliche Schwäche. Die Wärme des Feuers soll während dem Essen den Rücken wärmen und nicht in das Gesicht kommen.

Mengen

Daß das Essen bei Leuten, die nicht ihr seelisches Gleichgewicht haben, verschieden einwirkt, war bekannt. So z. B. sollen traurige Leute gut essen, damit sie belebt werden, demgegenüber müssen Leute, die große Freude haben, beim Essen mäßig sein, wenn auch die Mäßigkeit für die Gesundheit fast als Vorbedingung anzunehmen ist, ist auch beim Fasten dasselbe zu raten. Man soll nicht übermäßig fasten, denn dann kommt dem Körper nicht der angemessene Ersatz an Nahrung zu.

Jahreszeiten

Hildegard macht einen großen Unterschied zwischen der Nahrung im Winter und der im Sommer. Man soll allgemein im Winter mehr essen als im Sommer. Bei großer Kälte darf man keine zu heißen Speisen essen, es ist aber auch nicht ratsam, sehr kalte Speisen zu wählen, weil diese nicht gesund sind und zu Krankheiten führen können. Im Sommer sind ebenfalls sehr warme und sehr kalte Speisen zu meiden. Genau so darf nicht zu viel gegessen werden, weil der Mensch dadurch übermäßig erwärmt wird. Immer mäßig sein, dann kann man die Gesundheit bewahren. Auch in ihren Hinweisungen auf kalte und warme Speisen stützt sie sich auf Galen (Galenische Diät), wie so oft in ihren Schriften.

Nach Hildegard ist im Winter Wasser zu meiden. In dieser Jahreszeit soll Wein oder Bier getrunken werden, weil Wasser in der kalten Jahreszeit schädlich ist. Im Sommer kann man allgemein mehr trinken, was sich in erster Reihe nach der Art der Nahrung richtet. Sehr gesund wäre nach diesen Vorschriften, im Sommer gegen inneren Brand lauwarmes Wasser zu trinken und anschließend einen kleinen Spaziergang zu machen. Dies wäre in diesem Falle gesünder sogar als der Wein. Für schwache Leute ist auch im Sommer besser, wenn sie gewässerten Wein trinken, oder statt dessen ein Bier.

Tumorentstehung durch Fleisch

Zur Krebsentstehung durch Fleischgenuß gibt Hildegard folgendes an:

»... Wenn aber gesunde und kräftige Leute viel Fleisch und andere wohlschmeckende Sachen im Übermaß essen, neigen sie zur Geschwürsbildung. Solche Leute, die ein weiches Fleisch am Leibe haben, sollen dies auch meiden, sonst werden sie von Podagra befallen ...«

- Tumorpatienten sollen Fleisch meiden, insbesondere fettes Fleisch und blutreiche Speisen, weil sie schwer verdaut werden, lange im Magen bleiben und dadurch schaden.

- Tierfleisch macht Menschenfleisch fettig. Nur gesunde, magere Leute sollen Fleisch oder etwas fette und blutreiche Speisen essen.

Früchte, Obst

Angaben über den Genuß von Früchten gibt Hildegard nicht, wohl aber, daß die Früchte bei wachsendem Monde geerntet werden sollen, da sie zu dieser Zeit dem Körper besser bekommen. Gesund sind auch vor allem solche Früchte, die am Gipfel des Baumes wachsen, wo sie viel Sonne und Licht haben. Schädlich können solche werden, die zur Erde nahe stehen, an Büschen und niedrigen Bäumen, da die Erde feucht und kalt ist. Das beste und gesündeste Obst wächst im Osten des Landes.

Gewürze

Verschiedene Gewürze sind dem gesunden wie dem kranken Menschen nützlich, aber diese dürfen nicht ordnungslos genossen werden. Sie sollen mit dem Essen mit Wein oder Brot oder anderen Speisen genommen werden. Sie verdünnen die Säfte der Speisen und erleichtern die Verdauung. *»... Wie der Staub der Erde, den der Mensch in sich einzieht, ihm schadet, so bringen auch diese Mittel, nicht ordnungsgemäß gebraucht, den Menschen mehr zu Schaden wie zur Gesundheit ...« (O.T.185, 15)*

Getränke

Die Erklärung von Flüssigkeitsbedürfnis ist ganz richtig. Sie schreibt nämlich:

»... Wenn ein Mensch ißt, arbeitet er beim Essen, wie eine Mühle beim Mahlen, und durch die Arbeit beim Essen wird der Mensch innerlich warm, trocknet aus und beginnt innerlich zu verdorren. Dies ist der Durst ...« (O.T. 113, 22)

Zwischen dem Essen sollen wir trinken, sonst gebe es keine ordentliche Verdauung, und es käme körperlicher Schaden. Das Blut vermehrt sich zwar nach ihrer Vorstellung von festen Speisen, doch das dazu gehörende Blutwasser braucht die Flüssigkeit, die wir zu uns nehmen.

Was das Trinken anbelangt, wäre folgendes zu sagen: Im Winter soll man nicht allzu viel trinken, weil das nicht gesund ist. Es wäre noch der Rat zu erwähnen, daß, wenn man in der Nacht aufwacht und Durst hat, oder nach dem Schlaf allgemein, man nicht schnell trinken soll, weil auch dadurch Krankheiten entstehen können. Wenn aber doch jemand sehr Durst hat, soll er Bier oder Wein trinken, weil sonst mehr Schaden als Hilfe gebracht würde.

Allgemeiner sieht man aus ihrer Schrift, daß zur damaligen Zeit die Leute nicht sehr für Wasser gewesen sind. Es wurde bei Durst mehr als Zusatz zum Wein benützt.

Zur Wasserqualität

Daß zur Zeit Hildegards wirklich nicht für Wasser geschwärmt wurde, kann man aus dem Satz ersehen:

»... wenn aber der Mensch gesund ist, und dann hier und da einmal Wasser trinkt, so wird ihm das nicht schaden ...« (O.T. 150, 21) Daß geraten wird, wenig Wasser zu trinken, ist wohl darauf zurückzuführen, daß es wenig gute Brunnen gegeben hat. Insofern ist Hildegard wieder ganz modern: Auch heute haben wir eine Reihe von schwerwiegenden Wasserbelastungen. Pestizide, Nitrate, Organochlorverbindungen, Schwermetalle, Holzschutzmittel, Hormone und vieles mehr belasten das Trinkwasser.

Wein

Vom Wein wäre zu bemerken, daß er nicht gesund ist, wenn er zu stark ist, denn dann kann er leicht, nicht in der richtigen Zeit, zu Harndrang führen. Darum soll man starke Weine mit Wasser gemischt trinken. Besonders die Weine, die auf westlichem Boden wachsen, sind damit gemeint, weil sie sehr stark sind. Es ist überhaupt nicht gleichgültig, wo der Wein wächst. Man muß sich hier daran erinnern, daß im Mittelalter in ganz Deutschland Wein angebaut wurde. Der Wein vom Osten wird als der Beste angegeben; dieser ist auch für kranke Leute zu empfehlen, er hat immer eine große Kraft und eine gesunde Wärme. Zu den schwächeren Weinen gehört der vom Norden, der auch nicht süß ist. Alle diese Weine, die auf einem auch für Getreide fruchtbaren Boden wachsen, sind zu empfehlen. Bei übermäßigem Genuß von schwerem Wein bilden sich schlechte Säfte, die zu Zerstörungen der Gelenke führen, zu Gicht.

Bier

Bier macht das Menschenfleisch fettig, gibt eine schöne Gesichtsfarbe und läßt diese Menschen gesund erscheinen. Es wird auch hier beim Trinken wie beim Essen eine Mäßigkeit geraten, *»... zu jeder Zeit aber, sei es im Sommer oder Winter, hat sich der Mensch von unmäßigem Trinken zu hüten ...« (O.T. 118, 34).* Es ist natürlich, daß allzu wenig trinken auch Beschwerden mit sich bringt, weil die aufgenommene Nahrung nicht richtig verdaut werden kann.

Schadstoffarme Ernährung im Sinne von Hildegard

Hildegard wäre heute sicherlich Verfechterin einer kontrolliert-biologisch-dynamischen-vollwertigen-schadstoffarmen Ernährung.

Heute muß eine gesunde ganzheitliche Nahrung so weit wie irgend möglich naturbelassen sein, d. h. konservierte Nahrungsmittel, insbesondere chemisch haltbar gemachte Mikrowellenkost, Tiefkühlkost, Fertiggerichte, Fertigsuppen und ähnliches sollten gemieden werden. Was man auf dem Teller hat, soll in seinen einzelnen Bestandteilen als Naturprodukt erkennbar sein.

Aus ganzheitlicher Sicht sollte Schweinefleisch nach Möglichkeit nicht konsumiert werden, ebensowenig Zucker, Milch; Nikotin. Kaffee und Alkohol bedürfen drastischer Einschränkungen. Gemieden werden sollte entkoffeinierter Kaffee. Er kann krebserregende Restprodukte aus dem Entkoffeinierungsprozeß enthalten, der ein rein chemisch gesteuerter Vorgang ist.

Gesunde, vitalstoffreiche Vollwertkost gibt eine gesunde und normale Bakterienbesiedlung im Darm, die wiederum zur Vorbeugung gegen Krebs sehr wichtig ist. Übermäßiger Fleisch- und Kohlehydratgenuß führt zu Fäulnis und Gärungsprozessen und begünstigt das Entstehen von Darmkrebs. Viel Frischkost, Sauermilch, Sahnejoghurt, Bioghurt, Sauerkraut und Leinsamenprodukte.

Die folgende Tabelle gibt eine Übersicht über Lebensmittel, die im Sinne von Hildegard heute bevorzugt werden sollten:

Ganzheitliche Lebensmittel im Sinne von Hildegard

Getreide:

Vollwert-Getreide, vorwiegend Dinkel, Weizen (kein Roggen, Hafer, Gerste)

Obst und Gemüse:

Frisch, heimisch, biologisch-dynamisch, unbestrahlt, ungespritzt (kein Lauch, keine Linsen, Erdbeeren, Heidelbeeren, Pflaumen, Pfirsiche)

Fleisch:

Wenig Fleisch, nur vom Bio-Bauern, nur artgerecht gehalten, ohne Chemie (Hormone etc.) (kein oder nur wenig Schweinefleisch)

Fisch:

Vorwiegend Süßwasserfisch, artgerecht gehalten (kein Zuchtfisch, mit Chemie aufgezogen, kein Meeresfisch, quecksilber-, pestizidbelastet)

Getränke:

Wasser, Wein (ökologisch angebaut), Fenchel-, Salbeitee, Dinkelkaffee, unbehandelte Milch (keine H-Milch), Bier (nach Reinheitsgebot)

Süßungsmittel:

Honig, kein minderwertiger Fabrikzucker

Die folgende Tabelle gibt eine Übersicht über die wichtigsten »Küchengifte« nach Hildegard. Generell sind Nachtschattengewächse (Kartoffel, Paprika, Tomaten) eher zu meiden:

Küchengifte von A bis Z

ACKERSENF	»... bereitet kranke Säfte ...«
BIRNE	»... bereitet schlechte Säfte ...«
BLUMENKOHL	siehe Kohl
EI, ROH	»... bereitet Schleim und Fäulnis im Magen durch das Feuer wird Fäulnis ausgekocht ...
ERDBEERE	»... bereitet Schleim im Menschen ...«
GARTENKRESSE	»... vermehrt üble Säfte ...«
KARTOFFEL	(war damals unbekannt, kam aus Amerika, ist ein Nachtschattengewächs)
KOHL	»... vermehrt üble Säfte ...«
LAUCH	»... verkehrt, roh gegessen, die Säfte ins Gegenteil ...«
MALVE	»... bereitet dicke und giftige Säfte ...«
MIKROWELLEN-KOST	(kannte Hildegard noch nicht, ist aber minderwertige, bestrahlte Nahrung)
PAPRIKA	(war damals unbekannt, ist aber ein Nachtschattengewächs)
PFEFFER	»... bereitet üble Säfte ...«
ROHKOST	»... bereitet dem Kranken üble Säfte, schadet dem Gesunden eher als sie ihm nützt ...« (Anmerkung: Kann zu chronischen Pilz-Infekten beitragen)
PFIRSICH	»... vermehrt üble Säfte ...«
PFLAUME	siehe Zwetschge
ROSENKOHL	siehe Kohl
STUTGRAS	»... bereitet kranke Säfte ...«
TOMATE	(war damals unbekannt, kam aus Amerika, ist aber ein Nachtschattengewächs)
WEISSKOHL	siehe Kohl
ZWETSCHGE	»... bereitet dem Kranken üble Säfte, schadet dem Gesunden eher als sie ihm nützt ...«

Moderne Küchengifte im Sinne von Hildegard:

● Minderwertige Fabrikzucker, Cola, Limonade, Schokolade, Süßigkeiten

● Minderwertige Auzugsmehle, Brot, Semmeln, Gebäck aus Fertigbackmischungen

● Minderwertige Auszugsöle

● Minderwertige Fabrikfette

● Minderwertige Reis- und Nudelsorten

● Chemische Küchenzutaten: Gelatine, Fertigsoßen, Ketch Up, Konserviertes

● Sogenannte »Fast food«

● Genußgifte: Nikotin, Koffein, Alkohol

● Bestrahltes: Holland-Gemüse, Mikrowellen-Kost

● Pestizid-Belastetes: Gespritztes Obst und Gemüse

● Medikamenten-Belastetes: Schweine-, Kalb-, Rindfleisch mit Östrogenen, Thyreostatika, Anxiolytika

● Mit Inhumanität Belastetes: Truthähne und Hühner aus modernen Zuchtfabriken

Der Dinkel als Basis-Therapeutikum der Umweltmedizin

Dinkel ist bei Hildegard das Basis-Mittel bei der gesunden, schadstoffarmen, ausgewogenen Ernährung. Es ist ein ideales Immunstimulans und Basis-Therapeutikum in der Hildegard-Krebstherapie. Den Dinkel (»Spelz«) empfiehlt Hildegard in der »Physica« folgendermaßen: »*Der Dinkel ist ein ausgezeichnetes Korn, warm, fett, krätig und milder als die übrigen Körnerfrüchte ...*«

Hildegard: »*... Der Dinkel ist das beste Getreide. Er ist warm und fett und kräftig. Er ist milder als andere Getreidearten. Er bereitet dem, der ihn ißt, rechtes Fleisch und rechtes Blut. Er macht frohen Sinn und Freude im Gemüt des Menschen. Und wie auch immer man Dinkel ißt, sei es im Brot, sei es in anderen Speisen, er ist gut und mild ...*« (P.L. 1131 C/D)

Die folgende Tabelle gibt eine Zusammenfassung der Vorzüge des Dinkels:

- Die Deckspelze schützt vor Umweltgiften: vor Insektiziden, Herbiziden, Pestiziden.

- Sie stellt eine Schutzbarriere dar vor Radioaktivität.

- Dinkel ist reich an Thiozyanaten. Diese sind wichtig für die Abwehr gegenüber Allergenen, Toxinen, Kanzerogenen zur Entgiftung des Körpers

- Im Vergleich zum Weizen ist Dinkel reicher an Kohlenhydraten und Mineralien, insbesondere Eisen und Phosphor.

- Dinkel hat mehr Vitamine: Vitamin B_6 (PP = Pyridoxalphosphat), Kalzium-Pantothenat, mehr Gesamtfettsäuren (insbesondere Oleinsäure) und am meisten Polyensäuren (insbesondere Linolsäure)

Entgiftungs- und Ausleitungsverfahren nach Hildegard

Wer begreifen will, wie die Entgiftungs- und Ausleitungsmechanismen nach Hildegard funktionieren, muß sich mit der Säftelehre auseinandersetzen. Hildegard schreibt:

»... Es gibt vier Säfte. Die zwei dominierenden werden Phlegma genannt, die zwei, die danach kommen, Schleim. Die Stärkeren übertreffen bei ihrem Überfluß die Schwächeren und die Schwächeren wirken aufgrund ihrer Schwäche mäßigend auf deren Überfluß. Wenn der Mensch sich so befindet, befindet er sich in Ruhe. Wenn aber irgendein Saft sein Maß übersteigt, ist der Mensch in Gefahr. Wenn die oben erwähnten Säfte im Menschen die richtige Ordnung und das richtige Maß einhalten, befindet er sich im Zustand der Ruhe und der Gesundheit. Wenn sie sich aber gegenseitig bekämpfen, machen sie ihn, wie schon oben gesagt, schwach und kranke ...«

»... Aus einem Saft oder aus zwei oder aus drei kann der Mensch nicht bestehen, sondern aus vier, damit sie sich gegenseitig regulieren ... So besteht die Erde aus vier Elementen, die miteinander harmonieren ...«

Eine ganz entscheidende Rolle spielt dabei die Seele. Dies geht auch aus dem folgenden Abschnitt deutlich hervor:

»... *Wenn nämlich ein Mensch an allerlei Mühsal, Angst und den Folgen von vielerlei Speisen und Getränke leidet, so daß sich durch ungeeignete Speisen und Getränke verschiedene und verkehrte Säfte und Schleime (= Schlackstoffe) angesammelt haben, dann kommt die erschütterte und ermüdete Seele, von Widerwärtigkeiten geplagt, zum Erliegen und stellt ihre Lebendigkeit bis zu einem gewissen Grade ein ...«* (C. C. 163, 11 ff.)

Therapeutischer Ausgleich des Zustandes der vier Elemente

Hildegard hat, unter anderem und insbesondere im Rahmen ihrer Vier-Elementen-Lehre, nicht nur brandaktuelle umweltmedizinische Zusammenhänge erkannt und treffend beschrieben, sondern auch viele Hinweise gegeben, wie man das Gleichgewicht der vier Elemente wiederherstellen kann.

Therapeutischer Ausgleich des Zustandes der vier Säfte

Bei Hildegard müssen die vier Säfte wieder in das richtige Mischungsverhältnis gebracht werden. Denn wenn die richtige Mischung fehlt, geht der ganze Körper zu Grunde.

Es muß eine natürliche Verteilung dieser Säfte wiederhergestellt werden, so daß der oberste Saft wieder den nächsten beherrscht.

Therapeutischer Ausgleich des Zustandes der vier Temperamente

Analog zu den vier Säften müssen bei Hildegard die vier Temperamente in ein ausgewogenes Mischungsverhältnis gebracht werden. Therapeutisch ist daher Hildegards Einstufung der Männer und Frauen in verschiedene Gruppen, wie Phlegmareiche, Blutreiche, Gallereiche und Schwarzgallige von Bedeutung.

Therapeutischer Ausgleich der Konstitution

Auch die Konstitution ist bei Hildegard therapeutisch entscheidend. Entsprechend den vier Säften: Blut, Phlegma, gelbe Galle und schwarze Galle unterscheidet Hildegard vier männliche und weibliche Konstitutionstypen. Jedes Individuum ist geprägt von »männlichen« und »weiblichen« Komponenten.

Therapie in Abhängigkeit von den Mondphasen

Neben diesen Konstitutionstypen sollte man nach Hildegard bei jeder therapeutischen Maßnahme, so weit wie möglich, die Mondphasen berücksichtigen. (Mehr dazu im Buch »Hl. Hildegard: Frauenheilkunde« vom gleichen Autor.)

Entgiftungsverfahren

Die folgende Tabelle gibt eine Übersicht über die wichtigsten Entgiftungsverfahren nach Hildegard:

Entgiftung nach Hildegard:

- Entgiftung über die Seele
- Entgiftung über den Darm, Diät, Fasten
- Entgiftung über die Leber
- Entgiftung über die Nieren
- Entgiftung über Haut und Schleimhäute
- Entgiftung über Milz und Lymphknoten
- Entgiftung über die Menstruation und viele mehr

Die folgende Tabelle gibt eine Übersicht über die wichtigsten Ausleitungsverfahren nach Hildegard:

Ausleitung

- Aderlaß
- Schröpfen
- Setzen von Brennkegeln

- Ausleiten von Schleim
- Ausleiten von Phlegma
- Ausleitung von Schwarzgalle

Wichtige Ausleitungsverfahren nach Hildegard

Aderlaß

Der Aderlaß war schon immer ein altbewährtes Verfahren zur Immunstimulation und Entgiftung. Medizinhistorisch beschrieben ist er bereits vor etwa dreitausend Jahren in der altjüdischen Medizin, vor zweitausendfünfhundert Jahren auch in der chinesischen Medizin sowie bei den alten Griechen und den alten Römern.

Im Mittelalter war der Aderlaß weit verbreitet. Beispielsweise beschreibt Galen die große Heilwirkung des Aderlasses und erwähnt die eigene Heilung an Malaria durch dieses Verfahren. Viele Jahrhunderte lang wurde der Aderlaß in Klöstern mit großem Erfolg durchgeführt, die sich der Kranken, Vergifteten und Gebrechlichen, der Schwachen und Tumorkranken annahmen.

Die heilige Hildegard beschreibt genau, wie und warum man einen Aderlaß machen soll. Man weiß heute übrigens, daß sie sich selbst durch regelmäßigen Aderlaß ihre Gesundheit bis ins hohe Alter von 80 Jahren erhielt.

Nach Hildegard ist der regelmäßige Aderlaß ein wichtiger Bestandteil bei der aktiven Erhaltung der Gesundheit. Nach Hildegard ist der Aderlaß »bei blutreichen Leuten« zur Erhaltung der Gesundheit unbedingt notwendig. Die Menge, die man bei gesunden Leuten dabei ausfließen lassen will, darf soviel betragen, wie der Betreffende auf einen Zug Wasser trinken kann. Bei schwachen Leuten wird diese Menge eingeschränkt und soll nur gleich der Menge eines Eies betragen. Ein maßvoller Aderlaß bringt immer Gesundheit. Er soll nach Möglichkeit wegen der besonderen Zusammensetzung der Säfte bei Vollmond bzw. bei abnehmendem Mond (bis sechs Tage nach Vollmond) durchgeführt werden.

Beim Aderlaß muß man genau darauf achten, daß das Blut zum richtigen Zeitpunkt aus der richtigen Vene ausfließt.

Nach speziellen Kriterien, die die heilige Hildegard genau beschrieben hat, unter anderem eine beobachtbare ganz spezielle Farb- und Konsistenzänderung des Blutes, kann die Menge individuell festgelegt werden.

Gerade in der heutigen Zeit, da wir mit so vielen Umweltgiften belastet sind, ist nicht nur die Blutreinigung und -entgiftung durch den Aderlaß selbst wichtiger denn je. Auch und gerade die Auswertung nach Hildegard gibt Hinweise auf den körperlichen und seelischen Zustand des Menschen und auf die eventuelle Notwendigkeit weiterer therapeutischer Maßnahmen.

Aderlaß-Auswertung

Wie bereits im Abschnitt »Diagnostik« beschrieben, ist die exakte Auswertung des Aderlasses ein wichtiges Kriterium für die richtigen therapeutischen Maßnahmen. Die folgenden Tabellen geben die wichtigsten Zusammenhänge über den Aderlaß nach Hildegard wieder:

Der Aderlaß

»*... Wenn die Gefäße des Menschen voll Blut sind, müssen sie durch einen Einschnitt vom schädlichen Schleim und Verdauungssaft gereinigt werden ...*

Wenn Fäulnis und Blut herausgeflossen sind, kommt reines Blut heraus, und dann muß man mit dem Aderlaß aufhören.«

Was passiert während des Aderlasses?

Die folgende Tabelle gibt wieder, was nach Hildegard während des Aderlasses abläuft:

Der Vorgang des Aderlasses

»*... Das erste, das aus der Ader herauskommt, ist das Blut, und darin fließen gleichzeitig giftige und krankheitbringende Säfte mit aus.*

Wenn dann die herausfließende Flüssigkeit die richtige Röte und damit die andere Farbe annimmt, stehen Blut und Säfte im gleichen Verhältnis zueinander.

... Wenn dann noch mehr Blut herauskommt, folgen die guten und schädlichen Säfte gleichzeitig mit dem übrigen Blut nach ...

... Dann muß man mit dem Aderlaß aufhören, weil sonst die schleimigen Säfte im Restblut überhandnehmen und die Schwarzgalle und andere Krankheiten in dem Menschen erregen, wenn dann noch mehr Blut abgezapft wird ...«

Richtlinien für den Aderlaß

Die folgende Tabelle gibt die wichtigsten Richtlinien für den Aderlaß nach Hildegard:

Mengen:

»... *Einem gesunden, kräftigen Menschen kann man vierteljährlich soviel Blut entziehen, wie ein kräftiger, durstiger Mann auf einen Zug Wasser trinken kann ...*«

(= ca. 100–150 ml)

»... *Einem körperlich Schwachen jährlich oder halbjährlich soviel, wie ein Ei von gewöhnlicher Größe fassen kann ...*«

(= ca. 30–50 ml)

Zeitpunkt:

»... *Der Aderlaß soll stets nüchtern, bei körperlich Schwachen nach einer kleinen Stärkung, bei abnehmendem Mond durchgeführt werden, und zwar in den ersten sechs Tagen nach Vollmond.*

Bei zunehmendem Mond durchgeführt schadet der Aderlaß.«

Alter:

»... *Ab dem 20. bis 30. Lebensjahr viertel- bis halbjährlich pro Aderlaß ca. 30–50 ml.*

Ab dem 30. bis 50. Lebensjahr vierteljährlich pro Aderlaß 50–100 ml.

Ab dem 50. bis 80. Lebensjahr vierteljährlich pro Aderlaß 100–150 ml.

Ab dem 80. Lebensjahr ist der Aderlaß für den Mann schädlich.

Bei Frauen kann er bis zum 100. Lebensjahr durchgeführt werden ...«

Je nach Beschwerdebild wird die geeignete Ader gewählt. Zur Ader gelassen wird an einer der drei Hauptvenen in der Armbeuge, nämlich entweder an der »Kopfader«, der »Mittelader« oder der »Leberader«.
   Die folgende Tabelle gibt eine Übersicht, bei welchen Anzeigen welche Adern wann genommen werden sollen.

»... Man muß wissen, daß in der Kopfader mehr Flüssigkeiten als in der Mittelader oder in der Leberader fließen, weil an der Kopfader auch mehr Gefäße hängen, die Flüssigkeiten führen als an der Mittelader oder der Leberader. Daher ist es auch vorteilhafter, öfter der Kopfader als anderen Adern Blut zu entnehmen ...

... Wer nämlich viel Phlegma im Kopf oder in der Brust hat oder wem der Kopf dröhnt, so daß dadurch sein Hörvermögen erheblich gestört ist, soll der Kopfader Blut entnehmen, sich jedoch vorsehen, daß er dort nicht viel Blut entnimmt. Denn sonst verschlechtern sich dadurch die Augen ...«

Richtlinien nach dem Aderlaß

Die folgende Tabelle gibt eine Übersicht, wie man sich nach dem Aderlaß Verhalten soll:

»... Nach einem Aderlaß soll man verschiedene Speisen, gebratene und solche, die verschiedene Säfte enthalten, rohes Obst und rohes Gemüse nicht essen, weil diese dann in den Gefäßen eher den Schleim als das Blut vermehren ...

... Auch starken Wein soll man nicht trinken, weil er das Blut in Erregung versetzen kann und den Menschen betäubt ...

... Ein angemessenes Essen, nämlich ein oder zwei Gerichte, soll man essen, so daß man richtig satt wird, und man soll einen lieblichen, reinen Wein trinken ...

... Das soll man zwei Tage lang tun, weil sich das verdünnte Blut noch im Zustand der Erregung befindet. Aber am dritten Tag hat das Blut wieder seine volle Kraft zurückgewonnen und verteilt sich wieder auf sein Gefäßsystem ...

... Käse soll man nach einem Aderlaß meiden, weil er dem Blut Schleim zuführt und kein richtiges, reines Blut bildet, sondern es mit krankhaftem Fett anreichert ...

... Wenn also einer viel Blut und blutgefüllte Adern hat, und sein Blut nicht durch Aderlaß oder Schröpfen reinigt, dessen Blut wird ziemlich wachsartig und schwach werden, und so wird ein solcher Mensch erkranken ...«

Schröpfen

Ein anderes Mittel, um das Blut zu reinigen, ist das Schröpfen, besonders für junge Leute ist es geeignet. Dies soll im Sommer durchgeführt werden, und dabei soll man nüchtern sein, doch etwas Brot und Wein schadet nicht. Hildegard schreibt:

».... Wer Augen hat, die sich infolge schädlicher Säfte verschlechtern oder geschwürig sind, oder ein Fleisch, das sich in der Augengegend vorwölbt, soll hinter den Ohren oder am Nacken mit Schröpfhörnern oder Schröpfköpfen ein wenig Blut entnehmen und dies drei- oder viermal im Jahr tun ...

... er soll an der Körperstelle Blut entnehmen, wo er Schmerzen hat ...

... Wer sich schröpfen lassen will, soll dies nüchtern tun, weil dann der schleimige Saft getrennt vom Blut ausfließen kann ...«

Brennkegel

Auch die Brennkegel werden von Hildegard zur Reinigung der Säfte empfohlen. Diese Art der Therapie war schon bei den ostasiatischen Völkern, Chinesen, unter dem Namen »Moxibustion« bekannt. Auch der salernitanischen Schule waren die Brennkegel bekannt, ebenso in der Spätantike. Beweis dafür eine Handschrift aus dem 11. Jh. (Brit. Museum). Wie Hildegard sagt, sind diese Brennkegel nützlich für alte und junge Leute.

Bei jungen Leuten soll man sie mehr im Winter benützen, und im allgemeinen soll man diese Brennkegel im Alter über 60 Jahren nicht mehr verwenden. Zur Durchführung dieses Prozesses ist ein Feuerschwamm oder eine Leinwand das Beste, weil diese nur die Haut durchlöchern, ohne dem Fleisch zu schaden.

Heilfasten

Im »Liber vitae meritorum« geht es unter anderem um das Heilfasten. Dabei wird genau beschrieben, wann, wie und bei wem das Heilfasten notwendig und sinnvoll ist. Da der Organismus während des Heilfastens sehr stark entschlackt und entgiftet, können bei Umverteilungsvorgängen von Gift-, Schad- und Schlackenstoffen starke Belastungen auf den Organismus einstürmen. Deshalb ist es besonders wichtig, während des Heilfastens zu entgiften und

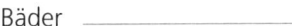
auszuleiten. Hildegard gibt viele Hinweise, wie und nach welchen Kriterien man während des Heilfastens entgiften und ausleiten kann.

Bewegung

Zur Gesunderhaltung des menschlichen Körpers gehört auch, daß die schwächeren Leute nicht allzuviel stehen, sondern mehr sitzen sollen, um ihren Körper zu schonen. Genau so die Frauen: *»Die Frau dagegen soll im Gehen und Stehen Maß halten, weil sie gebrechlicher ist als der Mann und auch einen anders gebauten Schädel hat.«*

Körperlich gesunde Männer, wenn sie noch so viel stehen, werden keinen Schaden leiden. Leute, die reiten, sollen dafür sorgen, daß die Füße und Schenkel durch Bewegung und Ausstreckung wieder ihre Beweglichkeit zurückerhalten.

Bäder

Wie das Wasser zum Trinken nicht sehr empfohlen wurde, wird auch das Bad nicht als unbedingt notwendig betrachtet, was uns sehr wundert, da schon in der primitiven, alten orientalischen, ägyptischen und griechischen Medizin die Bäder in verschiedenster Form zur Gesunderhaltung und zu Heilzwecken verordnet wurden, ja auch bei den Germanen stand das Bad in hohem Ansehen.

Daß das Badezimmer damals nicht zum Komfort einer Wohnung gehörte, steht fest. Die Begründung dazu ist, daß der Mensch ein schwaches Fleisch hat, infolgedessen sei das Bad nicht gesund und nicht nützlich. Es gab natürlich Ausnahmen, so für sehr magere Leute, die durch warme Bäder ihren Körper erwärmen können. Demgegenüber sollen fette Leute im Wasser nicht baden, weil nämlich dem Körper mehr Wärme und Feuchtigkeit zugeführt wird. Also äußerst wenig, sehr kurz und schnell muß gebadet werden, nur um den Schmutz zu entfernen.

Es ist auch nicht gleichgültig, welches Wasser man zu einem Bade nimmt, denn die von Trinkwasser mäßig erwärmten Bäder können sogar gesund sein und keine Krankheiten nach sich ziehen. Diese wirken auf die Hautfarbe gut.

Wasser, die zum Trinken nicht geeignet sind, darf man für ein Bad nur dann verwenden, wenn sie erst gekocht sind, damit aller Unrat zerstört wird. Hildegard wußte, daß durch das Kochen schädliche Stoffe zerstört werden. In solchem Wasser darf man nur ganz kurz baden, sonst ist es sehr ungesund. Das Regenwasser ist ebenfalls zum Baden nicht geeignet. Dieses ist scharf, und wenn man damit ein Bad nimmt, schädigt man die Haut. Unbrauchbar und unrein ist auch das Schneewasser, weil es allen Schmutz der Erde und anderen Abfall der Elemente in sich birgt. Man kann dagegen eher ein Zisternenwasser zum Bade verwenden.

Aber ganz im Gegensatz dazu ist der Standpunkt der heiligen Hildegard, was die freien bzw. Bäder in den Flüssen anbelangt. Das Bad im Sommer und im Freien wird empfohlen. Die Luft und Sonne temperieren nämlich das Flußwasser, das dabei weder zu kalt noch zu warm wird.

Schwitzbäder

Bekannt waren auch die Schwitzbäder, welche schon alters her in den nordischen Ländern sehr beliebt waren. Besonders für dicke und fette Leute ist solch ein Bad geeignet, dagegen sollen magere Leute nicht ». . . *mit glühenden Steinen bereitete*« (O.T. 233, 37) Schwitzbäder nehmen. Das gesündeste Schwitzbad ist, wenn es mit Ziegelsteinen vorbereitet ist. Sind diese nicht vorhanden, kann man auch Sandsteine nehmen, aber niemals darf man Kieselsteine verwenden.

Die folgende Tabelle gibt eine Übersicht über die wichtigsten Bäder und ihre Haupt-Anwendungen:

- Kornelkirschen-Warmbad (v. a. bei Gicht, Jähzorn, Rheuma)
- Maulbeerblätter-Warmbad (gegen Parasiten, z. B. Krätzmilben)
- Pappelholz-Warmbad (v. a. bei Arthrose, gegen Osteoporose)
- Ulmenfeuer-Warmbad (v. a. gegen Haß- und Rachegefühle)
- Zypressen-Warmbad (v. a. gegen Schwäche, Müdigkeit, Depressionen)
- Edelkastanien-Schwitzbad (v. a. bei Arthrose, Osteoporose, Rheuma)
- Amethyst-Schwitzbad (v. a. gegen Psoriasis, Hautexantheme)
- Farnkraut-Schwitzbad (v. a. gegen Arthrose, Osteoporose, Rheuma)
- Gersten-Schwitzbad (v. a. bei Schwäche, Müdigkeit, Depressionen)
- Hainbuchen-Schwitzbad (v. a. gegen manisch-depressive Störungen)
- Mutterkraut-Schwitzbad (v. a. gegen Dysmenorrhoe, Oligomenorrhoe)
- Wacholder-Schwitzbad (v. a. bei Fieber, Infektionen, Allergien)
- Thermalbad (v. a. gegen Arthrose, Gicht, Osteoporose, Rheuma)

Allgemeine Ausleitungsmittel nach Hildegard

Zur Vorbeugung:

- Birnenhonig-Kur
- Lymph-Kur
- Gold-Kur
- Wermut-Kur
- Kur mit Stärkungs-Pulver

Entgiftende Mineralien und Kristalle

- Amethyst (v. a. gegen Insektenbisse und -stiche)
- Beryll-Pulver (v. a. bei Nahrungsmittelunverträglichkeiten, -Allergien, Intoxikationen)
- Jaspis (v. a. bei allergischen und (sub-)toxischen Reaktionen im HNO-Bereich, Schnupfen, Stirn-, Nasen-Nebenhöhlenentzündungen etc.)
- Smaragd (bei chronischer Zystitis, Lymphknotenschwellungen, bei allergischen und (sub-)toxischen Reaktionen im HNO-Bereich, Schnupfen, Stirn-, Nasen-Nebenhöhlenentzündungen etc.

Moderne Entgiftungsverfahren im Sinne Hildegards

Weitere Komponenten der dritten Säule sind alle wichtigen ganzheitlichen Verfahren, die der Entgiftung dienen können. Sie werden in der Praxis des Autors gemeinsam mit den Patient(inn)en individuell zusammengestellt und durchgeführt. Sie sind in der folgenden Tabelle zusammengefaßt:

- Entfernung von Zahn-Schadstoff-Herden, (z. B. Amalgam, Palladium, Titan, Gold, Kunststoff, tote Zähne etc.)
- Entfernung von Schadstoff-Herden durch Fremdkörper, z. B. Silikon
- Vermeidung giftiger Kosmetika
- Vermeidung giftiger Zahncremes
- Vermeidung giftiger Kleidungs-Textilien

- Vermeidung giftiger Baustoffe im Wohnbereich
- Vermeidung giftiger Baustoffe im Arbeitsbereich
- Vermeidung giftiger Baustoffe im Freizeitbereich
- Ganzheitliche hypoallergene Diät (vorwiegend vegetarisch, unbestrahlt, ungespritzt, Vollwertkost, viel Obst und Gemüse)
- Meiden von Rohkost (kann schlechte Säfte fördern, kann chronische Pilzinfektionen unterstützen)
- Meiden von »Küchengiften« und »Genußgiften«
- Heilfasten (nur mit gleichzeitiger Ausleitung und Entgiftung)
- Entsäuerung, individuell ausgetestet, z. B. mit Alfalfa (Luzerne) oder Alkalipulver (Na/K-Bikarbonat mit Laktose)
- Mehrstufige Symbioselenkung (nach genauer Analyse der Darmflora evtl. Ersatz physiologischer Symbionten, bei Pilzbefall: Rohkost, Zucker und Hefe meiden)
- Physikalische Entgiftung (Sauna, Bäder, Güsse)
- Entgiftung durch Energieregulation (Klassische Akupunktur, E A V Neural-, Farb-, Magnetfeldtherapie, Energiezonenmassage
- Kuren mit Rechtsmilchsäure
- Trinkkuren mit Hildegard-Heilkräuter-Teemischungen (mindestens 2,5 Liter pro Tag)
- Antioxidative Therapie mit Vitamin C (2–3 g/Tag) und Vitamin E, Provitamin A (25–75 mg/Tag), Selen (200–300 Mikrogramm/Tag), Glutathion, Natriumthiosulfat etc.
- Ölziehen (kaltgepreßtes Sonnenblumen- oder Distelöl) nach Professor Dr. Karach
- Paraffin-Hydro-Colon-Entgiftung
- Phytotherapie mit Hildegard-Entgiftungs- und -Ausleitungspflanzen
- Entgiftung über die Haut: Schröpfen, Brennkegel, Kantharidenpflaster

Spezielle moderne Entgiftungsverfahren

Sanierung chemischer Belastungen

Chronische Vergiftungen entstehen oft durch Chemikalien, z. B. im Haushalt (Reinigungsmittel u. ä.), in der Wohnung (baubiologische Probleme), am Körper (Desinfektionsmittel, Parfums, Haarfärbemittel, Haarsprays), in der Kleidung (Kunstfasern, chemische Reinigung, Imprägnierungen) und Ernährung (Kunstdüngeranteile, Spritzmittel, Belastungen aus Futtermitteln). Viele chemische Komponenten unserer täglichen Umwelt sind krebserregend oder krebsfördernd und müssen ausgeschaltet werden.

Störfeldsanierung

Die häufigsten »Störfelder« sind Zähne, Darm, Narben, Nasennebenhöhlen, Mandeln, Blinddarm. Manchmal müssen Störfelder operativ entfernt werden, häufig genügt Neuraltherapie oder Akupunktur. Es gibt auch eindeutige Beziehungen zwischen dem örtlichen Auftreten von Tumoren und dem Ort eines Störfeldes im Körper, vor allem auch bei Krebs.

Amalgamsanierung

Bei Krankheiten, die durch Amalgam verursacht sind, muß gemeinsam mit einem guten Zahnarzt eine ganzheitliche Amalgamsanierung angestrebt werden. Vorher sollten unbedingt folgende Maßnahmen ergriffen werden:

- Ausführliche umweltmedizinische Beratung durch einen versierten ganzheitlichen Arzt Ihres Vertrauens in enger Zusammenarbeit mit einem ganzheitlichen Zahnarzt

- Ganzheitlicher Test auf individuelle Schadstoffbelastung

- Speicheltest auf Quecksilber, Zinn, Silber und Kupfer (damit bei Vergiftungsnachweis ggf. später die Behandlung bezahlt wird)

- DMPS-Test zur Entgiftung der Speicherung von Quecksilber und Kupfer im Körpergewebe. Bei neurologischen oder immunologischen Erkrankungen oder beim Vorliegen von Tumoren (Krebs u. a.) sollte das Gewebe auf Quecksilber, Zinn, Silber und Kupfer untersucht werden.

Alternativen für Amalgam sind Goldfüllungen, wobei nur ein hochwertiges palladiumfreies Biogold verwendet werden sollte, das vorher auf individuelle Verträglichkeit ausgetestet wurde (und nur wenn vorher kein anderes Metall eingesetzt war). Noch besser sind Keramik-Kronen und -Brücken, gegebenenfalls Galvano Keramik.

Die allgemeine Entgiftungsbehandlung kann und muß immer individuell und nur nach Rücksprache mit einem erfahrenen umweltmedizinisch versierten Arzt erfolgen. Zusätzliche allgemein empfohlene Maßnahmen:

- Zink, z. B. Unizink-Kapseln (0–1–2 Drg./Tag)
- DMPS: Möglichst selten (um Allergien zu vermeiden), aber wenn, dann hoch dosiert
- Alle 6 Wochen eine Ampulle DMPS intravenös oder noch besser in den Kiefer (Ort der stärksten Einlagerung)
- Bei Nierenschwäche eine Kapsel DMPS/Woche auf nüchternen Magen.

Ölziehen nach Professor Karach

Auf einer Tagung des All-Ukrainischen Verbandes der Onkologen (Fachärzte für Geschwülstkrankheiten, z. B. Krebs) und Bakteriologen, innerhalb der Akademie der Wissenschaften der UdSSR, hielt Professor Dr. med. F. Karach ein vielbeachtetes Referat. Er erklärte einen ungewöhnlich einfachen Heilprozeß des menschlichen Körpers mit Hilfe des sogenannten »Ölziehens«. Durch diese Ölkur können unter Umständen Kopfschmerzen, Bronchitis, Zahnschmerzen, Thrombosen, chronische Blutkrankheiten, Arthrose, Paralyse, Ekzeme, Magengeschwüre, Darmerkrankungen, Herz- und Nierenbeschwerden, Encephalitis (Gehirnentzündung) und Frauenkrankheiten vollkommen ausgeheilt werden. Vorbeugend kann gleichzeitig das Entstehen lebensgefährlicher Auswüchse verhindert (womit wohl Neubildungen, Tumore gemeint sind) und auch geheilt werden, wie z. B. auch chronische Blutkrankheiten, ferner Lähmungen, Nervenerkrankungen, Magenbeschwerden, Lungen- und Leberkrankheiten sowie die epidemisch auftretende Schlafkrankheit.

Kaufen Sie Sonnenblumenöl (oder Erdnußöl oder Distelöl) im Reformhaus. Morgens vor dem Frühstück wird 1 Eßlöffel davon genommen, aber nicht hinuntergeschluckt. Das Öl wird ohne besondere Anstrengung und ohne Hast im Mund gesaugt, gespült, durch die Zähne gesogen und das bei geschlossenem Mund auf die Dauer von 15–20 Minuten. Es wird richtig gekaut, das Kinn bewegt und wie bei der Mayrkur viel Speichel gezogen, also Mundverdauung. Offenbar werden die Krankheitsgifte über die Mundschleimhaut aus dem Blut gezogen. Deshalb darf das Öl auf keinen Fall hinuntergeschluckt werden, denn es ist giftig geworden.

Zuerst ist das Öl dickflüssig, aber dann wird es ganz dünnflüssig und weiß wie Wolle, wonach es ausgespuckt wird. (Ist die Flüssigkeit noch gelb, so wurde das Öl nicht lange genug und nicht gründlich genug gezogen.) Nach dem Ausspucken muß die Mundhöhle gründlich und mehrere Male mit Wasser gespült und die Zähne mit der Zahnbürste gereinigt werden, ebenso das Waschbecken; denn in der ausgespuckten Flüssigkeit befinden sich große Mengen von Bakterien, Krankheitserreger und andere schädliche Stoffe. Wenn wir einen Tropfen dieser Flüssigkeit unter einem Mikroskop in seiner 600fachen Vergrößerung untersuchen würden, bekämen wir eine Art beweglicher Fasern zu Gesicht. Das sind Mikroben in ihrem ersten Entwicklungsstadium. – Es ist besonders wichtig zu betonen, daß sich während der Zeit des Ölziehens der Stoffwechsel unseres Organismus verstärkt abwickelt und so ein dauerhafter Gesundheitszustand erreicht werden kann. Eine der auffallendsten Wirkungen dieses Vorganges ist die Festigung lockerer Zähne, das Unterbinden von Zahnfleischbluten und sichtbares Weißwerden der Zähne.

Das Ölziehen wird am besten morgens vor dem Frühstück vorgenommen. Um den Heilprozeß zu beschleunigen, kann der Vorgang auch dreimal am Tag wiederholt werden. Immer jedoch vor dem Essen und mit leerem Magen. Der Organismus wird dadurch nicht geschädigt und der Ablauf des Heilverfahrens ist schneller und wirkungsvoller. Der so beschriebene Heilvorgang muß so lange vorgenommen werden, bis sich im Organismus die ursprüngliche Kraft, die Frische und der ruhige Schlaf wieder eingestellt haben.

Hildegard-Hydro-Colon-Therapie

Die Hydro-Colon-Therapie ist ein wichtiges Darmsanierungs-Verfahren, das Anfang der siebziger Jahre in den USA entwickelt, im Laufe der letzten zwei Jahrzehnte technisch optimiert wurde und das sich in diesem Zeitraum in der Angewandten Umweltmedizin sehr bewährt hat. Es stellt vor allem in der Behandlung von Erkrankungen durch Umweltschadstoffe, für die es bisher noch kein befriedigendes schulmedizinisches Therapiekonzept gibt, einen echten therapeutischen Alternativ-Ansatz dar.

In der Praxis des Autors wird die Hydro-Colon-Therapie schon lange in abgewandelter, verbesserter und verfeinerter Form, nämlich als Hildegard-Hydro-Colon-Therapie, mit sehr gutem Erfolg angewandt: Über die extrem große spezifische Oberfläche des Dickdarms von mehr als 300 Quadratmetern können Hildegard-Heilmittel in idealer Form verabreicht werden: Begleitet von der entsprechenden Hildegard-Spezialdiät werden bei vergifteten, abwehrschwachen oder verdauungsschwachen Patienten etwa acht bis zwölf Spülungen, unter anderem auch unter Zugabe von speziellen Hildegard-Heilkräutermischungen, durchgeführt, so daß der belastete Dickdarm von Schlacken-

und Giftstoffen befreit und in seiner Abwehrkraft gegenüber Schadstoffen verbessert wird, bis er wieder voll funktionsfähig ist. Inzwischen ist das Verfahren so ausgereift, daß auf alle individuellen Bedürfnisse umfassend eingegangen werden kann: Je nach Beschwerdebild und individueller Belastung können neben den bewährten Hildegard-Heilkräutermischungen auch Antioxidantien, Vitamine und Spurenelemente zugesetzt werden.

Die Praxis des Autors verfügt inzwischen über ein komplettes Test-Set an Hildegard-Heilkräutermischungen, Vitaminpräparaten, Mineralstoffen und diversen Antioxida, homöopathischen Einzel- und Mischpräparaten. Aufgrund des Beschwerdebildes, der umweltmedizinischen Krankheitsgeschichte und entsprechend der laboranalytisch gefundenen Schadstoffbelastungen kann dann in unserer Praxis die individuelle Verträglichkeit der oben genannten Substanzen mittels schulmedizinisch erprobter und auch mittels alternativer bioenergetischer Verfahren wie Elektroakupunktur-, Bioresonanz-(MORA)-Diagnostik bzw. kinesiologisch ausgetestet werden, was der Patient zur Darmsanierung braucht. So wird dann auch eine entsprechende Hildegard-Diät gemeinsam mit dem Patienten individuell zusammengestellt. Bei Vergiftungen mit sogenannten »lipophilen Substanzen«, die fest an das Fettgewebe binden, wie beispielsweise Organochlorverbindungen, Pestizide oder Holzschutzmittel wie Lindan, PCP, DDT oder HCB, aber auch bei Formaldehyd-Vergiftungen ist die Hildegard-Hydro-Colon-Therapie mit Verwendung von Paraffin- und Kohlepulver ein optimales Verfahren. Besonders bewährt hat sich die Hildegard-Hydro-Colon-Therapie bei chronischen Pilzinfektionen, die bisher mittels normaler schulmedizinischer Methoden nicht behandelt werden konnten. Hier werden in unserer Praxis im Rahmen der Hydro-Colon-Therapie nach entsprechender Vorbereitung ganz spezielle Anti-Pilz-Mischungen direkt in den Darm zugesetzt. Die Anti-Pilz-Spülungen werden unterstützt durch vorausgehende und sich anschließende Spülungen mit schonenden Hildegard-Heilpflanzen-Spezialmischungen.

Bioresonanz

Die Bioresonanz (MORA-Verfahren) ist ein wichtiges bioenergetisches Verfahren, das Anfang der siebziger Jahre von dem Allgemeinarzt Dr. Morell und dem Diplom-Ingenieur Dr. Rasche in Deutschland entwickelt, und im Laufe der letzten zwei Jahrzehnte technisch optimiert wurde. Die Bioresonanz beruht auf dem Prinzip, daß der menschliche Organismus nicht nur biochemischen, sondern auch energetischen Prozessen unterliegt: Jeder Stoffwechselvorgang geht mit elektrischen und elektromagnetischen Veränderungen einher, die man mit Bioresonanz messen (= Bioresonanz-Diagnostik) und optimieren (= Bioresonanz-Therapie) kann.

In der grundsätzlich schulmedizinisch orientierten Praxis des Autors wird die Bioresonanz-Diagnostik und -Therapie als Ergänzung und Erweiterung der schulmedizinischen Methoden eingesetzt. Dies insbesondere dort, wo die klassische Schulmedizin an ihre Grenzen stößt: Anwendungsgebiete sind alle Erkrankungen, die mit gestörter Regulationsfähigkeit des Organismus einhergehen: Krebs (zur Immunstimulation, als notwendige und sehr effektive Ergänzung von Chemo- und Strahlentherapie), Stoffwechselerkrankungen, vor allem auch degenerative Prozesse (wie z. B. Osteoporose und Arthrose), energetische Blockaden, Durchblutungsstörungen, neurologische Störungen, Unverträglichkeiten, Allergien (wie z. B. Nahrungsmittelallergien, allergisches Asthma, Neurodermitis etc.). Vor allem hat sich die Bioresonanz bei Erkrankungen durch Umweltschadstoffe bewährt, für die es bisher noch kein befriedigendes schulmedizinisches Therapiekonzept gibt.

Hildegard-Bioresonanz-Therapie

Mittels der vom Autor in den letzten Jahren entwickelten Hildegard-Bioresonanz-Therapie können alle Kriterien der Hildegard-Heilkunde berücksichtigt werden:

Die Praxis des Autors verfügt inzwischen über ein komplettes Test-Set an Hildegard-Heilkräutermischungen, Vitaminpräparaten, Mineralstoffen und diversen Antioxidantien, homöopathischen Einzel- und Mischpräparaten. Mit Bioresonanz-Diagnostik kann die individuelle Verträglichkeit dieser Substanzen schnell ermittelt werden, wobei diese Austestung auf dem Prinzip basiert, daß jede chemische Substanz ein spezifisches energetisches Schwingungsmuster besitzt, mit dem man die Eigenschwingung des menschlichen Organismus bzw. seiner einzelnen Organe oder Organsysteme beeinflussen kann.

In der umweltmedizinischen Hildegard-Bioresonanz-Therapie wird es aufgrund des charakteristischen umweltmedizinischen Beschwerdebildes, der individuellen Krankheitsgeschichte und der laboranalytisch (z. B. in Blut, Urin, Haaren etc.) gefundenen Schadstoffbelastungen mittels Hildegard-Bioresonanz-Diagnostik möglich, eine entsprechende individuelle Hildegard-Spezialdiät zusammenzustellen, die optimal verträglich und den therapeutischen Bedürfnissen angepaßt ist. Bei vergifteten, abwehrschwachen oder verdauungsschwachen Patienten können dann auch die ausgetesteten Hildegard-Heilmittel, die das Schwingungsspektrum der Patienten günstig beeinflussen, mittels der Hildegard-Bioresonanz-Therapie energetisch verabreicht werden.

Sanierung physikalischer Belastungen

Nach Angaben vieler Baubiologen sollten sogenannte geopathische Belastungen ausgeschaltet werden, die als Begleitfaktoren bei der Entstehung von

Krankheiten und auch Krebs wirken können. Selbstverständlich muß nicht jede geopathische Störstelle zur Entwicklung von Krebs führen. Der Krankheits- und Krebsentwicklung kann eine nachhaltige Störung in der Steuerung von Lebensprozessen durch elektromagnetische Vorgänge zugrundeliegen. Daher erfordert die Wiederherstellung der körpereigenen Regulationsfähigkeit ein ungestörtes elektromagnetisches Funktionieren des Organismus; problematisch sind u. a. Mikrowellenherd, Bettplatz, Drehstühle, Computer, Fernsehgeräte, Elektroinstallationen, Katalysatorfahrzeug, Antennen, Radar, Funkstrahlen (Richtfunk).

Der gesunde Bauplatz

In der Städtebau-Planung ist eine Abkehr von bisherigen Fehlern nötig. Die ideale Stadt enthält strahlenförmig angeordnete Grünanlagen. Dadurch soll ein möglichst natürliches Klima geschaffen werden. Feuchtzonen (Seen und Teiche) dienen der Klima- und Luftverbesserung. Für gesundes Wohnen sind eine geeignete Wohnlage, ein guter Bauplatz und umweltfreundliches Baumaterial unbedingt notwendig. Eine geeignete Wohnlage ist abhängig von klimatischen, geologischen und infrastrukturellen Gegebenheiten. Sie sollte möglichst nebelfrei sein, unbeeinflußt von Industrie, Lärm und Luftschadstoffen und sich in einer natürlichen Umwelt befinden. Von großer Bedeutung sind baubiologische Maßnahmen zur Lärmminderung. Durch lärmmindernde Bäume und Sträucher können lärmgestreßte Menschen geschützt werden. Das Ausmaß der Lärmminderung hängt von den Pflanzenarten, der Blattgröße und der Blattform ab. Große, ganzteilige Blätter reduzieren den Lärm besser als kleine, gelappte oder zusammengesetzte. Wenn die Blätter senkrecht zur Lärmrichtung stehen, lange am Baum bleiben und sehr dicht über den Baum verteilt sind, schützen sie am besten. Zur Lärmminderung haben sich die Laubbäume Linde, Bergahorn, Kastanie und Buche gut bewährt.

Ein guter Bauplatz soll nach Angaben von Baubiologen folgende Eigenschaften haben:

- Standort abgas- und lärmarm (fern von Industrie, Schnellstraßen, Flugplätzen etc.)
- Standort nicht chemisch belastet (keine Altlasten etc.)
- Natürliches, ungestörtes Strahlungsfeld, frei von Verwerfungen, Grundwasserströmen, geophysikalischen Anomalien, Reizzonen
- Untergrund trocken, entsprechend baugrundgeologischen Kriterien

Die folgende Übersicht zeigt Einflußfaktoren im Bereich des Wohn-, Arbeits-
und Freizeitbereiches auf den Menschen:

- Gesunde Wohnlage:
  - Abseits von Industriezentren
  - Abseits von Hauptverkehrswegen
  - Geringe Lärm-, Strahlungs- und Geruchs-
    belastung

- Gesunder Bauplatz:
  - Frei von geophysikalischen Anomalien
  - Frei von Grundwasserströmen

- Gesunde Raum-
  gestaltung:
  - Evtl. Berücksichtigung der Himmelsrichtun-
    gen
  - Lärm- und strahlenschützende Architektur
  - Ästhetisch-psychologische Raumplanung

- Gesundes
  Baumaterial:
  - Holz, Lehm, Ziegel, Kalk, Stroh, Schilf u. a.
  - Bioglas
  - Wenig Beton

- Gesunde Wärme-
  und Schallisolation:
  - Teppiche, Fußböden, Gardinen (keine
    Synthetics)
  - Tapeten und Wände aus Naturstoffen
  - Schränke, Tische, Kommoden aus Naturholz
  - Bettgestell und Matratze metallfrei, Bettbe-
    zug aus Naturstoffen

- Gesunde Elektro-
  installation:
  - Abschirmung und Verminderung elektrischer
    und magnetischer Felder
  - Netzfreischalter
  - Kein Elektrostreß am Schlafplatz

- Gesunde Heizung:
  - Atemluft trocken, kühl, staubfrei und ohne
    Temperaturschichtung, keine Fußbodenhei-
    zung

- Gesunde
  Beleuchtung:
  - Möglichst natürliches Licht, keine Leucht-
    stoffröhren (kein Flackern oder Brummen,
    keine elektrischen oder magnetischen Stör-
    felder)

- Gesunder Anstrich:
  - Keine Giftquellen in der Wohnung (Spanplatten, Holzschutzmittel, Kunststoffteppiche, Kunststofftapeten, ...)

- Gesunde Wohnluft:
  - Optimale Lüftungsmöglichkeiten durch gesunde Baustoffe und Isolationsstoffe
  - Gesundes Raumklima (Temperatur, Feuchtigkeit, ...)

Kapitel 7

Entgiftungs- und Ausleitungsmittel von A bis Z

Entgiftungs- und Ausleitungsmittel nach Hildegard

AMETHYST

Wird äußerlich angewendet (Auflage, mit Speichel benetzt), v. a. gegen Insektenbisse und -stiche.

AMETHYST-SCHWITZBAD

V. a. gegen Psoriasis, Hautexantheme.

BERYLL-PULVER

Essen, »... *wenn einer eben Gift trinkt und ißt* ...«

v. a. bei Nahrungsmittelunverträglichkeiten, -Allergien, Intoxikationen.

BIENENWACHS-UMSCHLÄGE

Äußerlich, v. a. bei eitrigen Infekten, Abszessen.

BIRNENHONIG

3mal täglich, bei Dämpfigkeit (Atemnot), Kopfschmerz, Migräne, Kopfdruck, Tinnitus, zur Blutreinigung, zur Ausleitung und Entgiftung.

CHRYSOPRAS

Äußerlich, wird aufgelegt »... *todbringendes Gift verliert seine Kraft* ...«

■ **EDELKASTANIE**

Ein hervorragendes Mittel zur Entgiftung über Leber und Lunge ist der Edelkastanienhonig. Hildegard schreibt über die Edelkastanie (= Maroni): »*... Der Kastanienbaum ist sehr warm und hat aufgrund seiner Wärme eine große Kraft, da er die Discretio symbolisiert. Und alles, was in ihm ist, und auch seine Frucht ist nützlich gegen jede Art von Schwäche, die im Menschen ist ...*« *(P.L. 1226 B)* »*... Wenn die Leber schmerzt, zerstoße oft die Kerne und so lege sie in Honig und mit diesem Honig iß sie oft, und deine Leber wird geheilt ...*« *(P.L. 1226 B)*

■ **EDELKASTANIEN-SCHWITZBAD**

V. a. bei Arthrose, Osteoporose, Rheuma.

■ **EISENKRAUT-UMSCHLÄGE**

Gegen Ulcera (Geschwüre), infizierte Wunden, Herpes Zoster (= Gürtelrose), gegen Akne, ggf. gegen Kondylome.

■ **EISENKRAUT-WERMUT-UMSCHLÄGE**

Gegen Zahnschmerz, Zahnherde, Amalgam-, Palladiumvergiftung etc.

■ **FARNKRAUT-SCHWITZBAD**

»*... Gift kann nicht zur Vollendung gelangen ...*«

V. a. gegen Arthrose, Osteoporose, Rheuma.

■ **GERSTEN-SCHWITZBAD**

V. a. bei Schwäche, Müdigkeit, Depressionen.

■ **GOLD-KUR**

Zur allgemeinen Entgiftung, Entschleimung und Reinigung von Gichtstoffen, v. a. im Gastrointestinaltrakt (Magen-, Darm-, Leber, Galle).

■ **GOLD-ZIMT-KUR**

Kopfdruck, Migräne, bei Häuserkrankheit, Formaldehyd-Syndrom, Pyrethroid-Intoxikation.

■ **HAINBUCHEN-SCHWITZBAD**

V. a. gegen manisch-depressive Störungen.

■ **HIRSCHZUNGE, LAUTERTRANK**

Eines der besten Mittel zur Leber-Entgiftung ist das Hirschzungen-Elixier. Hildegard schreibt über die Hirschzunge:

»... Die Hirschzunge ist warm und hilft der Leber und der Lunge und den schmerzenden Eingeweiden. Nimm daher Hirschzunge, koche sie stark in Wein, füge dann reinen Honig hinzu, koche wiederum auf. Darauf gib langen Pfeffer und zweimal soviel Zimt gepulvert in den vorher bereiteten Wein und koche wiederum auf, siehe durch ein Tuch und mache einen Lautertrank ... Trinke oft davon nach dem Essen und nüchtern und es nützt der Leber und heilt die schmerzenden Eingeweide, reinigt die Lunge und nimmt auch die innere Fäulnis und den Schleim weg ...« (P.L. 1142 A B)

■ HIRSCHZUNGENELIXIER

Hirschzungenfarn, Honig, Zimt, langer Pfeffer, Wein.

■ JASPIS

V. a. bei allergischen und (sub-)toxischen Reaktionen im HNO-Bereich, Schnupfen, Stirn-, Nasen-Nebenhöhlenentzündungen etc.

■ KORNELKIRSCHEN-MUS

Zur Darmreinigung, Darmschleimhautheilung.

■ KORNELKIRSCHEN-WARMBAD

V. a. bei Gicht, Jähzorn, Rheuma.

■ LAVENDEL-TRUNK

Hervorragend zur Entgiftung über Leber und Lunge ist der Lavendeltrunk. Hildegard schreibt:

»... Wer Lavendel mit Wein kocht oder, wenn er keinen Wein hat, mit Honig und Wasser kocht und so oft lauwarm trinkt, der mildert den Schmerz in der Leber und in der Lunge und die Dämpfigkeit in seiner Brust. Und der Lavendeltrunk bereitet ihm reines Wissen und reinen Verstand ...« (P.L. 1140 C)

■ LEINSAMEN-UMSCHLÄGE

Zur Hautregeneration, gegen Strahlenschäden, Verbrennungen, Verbrühungen.

■ MAULBEERBLÄTTER-WARMBAD

(Blätter, Saft)

»... wer Gift durch Essen und Trinken eingenommen hat ...«

(gegen Parasiten, z. B. Krätzmilben).

■ MISPEL-MUS
(Blutreinigung, Lymphunterstützung).

■ MUTTERKRAUT-SCHWITZBAD
V. a. gegen Dysmenorrhoe, Oligomenorrhoe.

■ NUSSBAUMSAFT-HONIG
Gegen Parasiten statt Goldgeist (= Permethrin) und statt Lindan.

■ PAPPELHOLZ-WARMBAD
V. a. bei Arthrose, gegen Osteoporose.

■ PFINGSTROSEN-WEIN
Gegen Migräne, Kopfdruck, Bronchitis, Mundgeruch.

■ RINGELBLUME
Auflagen, peroral, »... ist gut gegen Gift ...«

■ SALBEI, PERORAL
»... nützlich gegen kranke Säfte ... Säfte und Schleim werden vermindert ...«

■ SELLERIE, GEKOCHT, PERORAL
»... verschafft gesunde Säfte ...«

■ SMARAGD
Bei chronischer Zystitis, Lymphknotenschwellungen, bei allergischen und (sub-)toxischen Reaktionen im HNO-Bereich, Schnupfen, Stirn-, Nasen-Nebenhöhlenentzündungen etc.

■ THERMALBAD
V. a. gegen Arthrose, Gicht, Osteoporose, Rheuma.

■ ULMENFEUER-WARMBAD
V. a. gegen Haß- und Rachegefühle.

■ VOGELMIEREN-UMSCHLÄGE
Gegen Blutergüsse, Wundheilungsstörungen.

■ WACHOLDER-SCHWITZBAD
V. a. bei Fieber, Infektionen, Allergien.

■ WEIHRAUCH

Gegen Tinnitus, Kopfdruck, Migräne, Konzentrationsmangel.

■ WEINESSIG, PERORAL

»... mindert die Säfte, reinigt den Unrat ...«

■ WEINRAUTEN-PETERSILIEN-UMSCHLÄGE

Gegen Gicht, Rheuma, Osteoporose.

■ WEINREBEN-UMSCHLÄGE

Gegen Ulcera (= Hautgeschwüre), infizierte Wunden.

■ WERMUT-HONIGWEIN

Zur allgemeinen Entgiftung, Entschlackung, Reinigung von Verschleimung, v. a. im Gastrointestinaltrakt.

■ YSOP, PERORAL

Bestens bewährt hat sich auch der Ysop zur Entgiftung über Leber und Lunge. Hildegard schreibt über den Ysop:

»... Wenn man Ysop oft ißt, reinigt er das Krankmachende und Stinkende der schäumenden Säfte, das heißt er reinigt, wie die Hitze etwas im Topf abschäumt. Ysop ist gut bei allen Speisen. Gekocht und gepulvert ist er im Essen nützlicher als roh. Er macht die Leber querg und säubert auch die Lunge etwas ... Aber wenn die Leber infolge der Traurigkeit des Menschen krank ist, soll der Mensch, bevor die Krankheit in ihm überhand nimmt, junge Hühner mit Ysop kochen, und er esse oft sowohl den Ysop als auch diese jungen Hühnchen ... Auch frischen Ysop, in Wein gelegt, soll er oft verspeisen und auch diesen Wein trinken ...« (P.L. 1156 A–C).

■ ZAUNRÜBE

(Gegen Entzündungen und Vergiftungen).

»... mindert die Kräfte des Giftes ...«

■ ZIMT, PERORAL

»... mindert üble Säfte ... bereitet gute Säfte ...«

■ ZYPRESSEN-WARMBAD

V. a. gegen Schwäche, Müdigkeit, Depressionen.

Mittel zur Stärkung der Leber

Hildegard schreibt über die Leber:

»... *Die Leber verhält sich beim Menschen wie ein Gefäß, in das Herz, Lunge und Magen ihre Säfte ausgießen, welche dann die Leber wieder in alle Organe zurückfließen läßt, so wie wenn irgendein Gefäß an eine Quelle gestellt wird und das Quellwasser wieder an anderen Stellen ausfließen läßt... Ist aber die Leber, wie noch gezeigt wird, löcherig und morsch, so kann sie nicht mehr die guten Säfte vom Herzen, der Lunge und vom Magen aufnehmen... Diese Säfte und Flüssigkeiten kehren dann zu Herz, Lunge und Magen zurück und verursachen dort eine Art von Überschwemmung. Hat diese Krankheit bei einem Menschen erst einmal begonnen, so kann er nicht lange leben...« (C.C. 98, 10 ff.)*

»... *Durch derartige Überschwemmungen setzen sich dann auch die Eingeweide um den Nabel des Menschen in Bewegung, steigen so zum Gehirn und können ihn oft tollwütig (= zornig) machen... Erschüttern sie dabei die Gefäße der Lendengegend (= Nebennieren), dann berühren sie die Schwarzgalle in ihm, so daß dieser Mensch davon verwirrt wird und in eine unmotivierte Traurigkeit verfällt...« (P.L. 704 A)*

Eines der besten Mittel zur Leber-Entgiftung ist das Hirschzungen-Elixier. Hildegard schreibt über die Hirschzunge:

»... *Die Hirschzunge ist warm und hilft der Leber und der Lunge und den schmerzenden Eingeweiden. Nimm daher Hirschzunge, koche sie stark in Wein, füge dann reinen Honig dazu, koche wiederum auf. Darauf gib langen Pfeffer und zweimal soviel Zimt gepulvert in den vorher bereiteten Wein und koche wiederum auf, seihe durch ein Tuch und mache einen Lautertrank... Trinke oft davon nach dem Essen und nüchtern und es nützt der Leber und heilt die schmerzenden Eingeweide, reinigt die Lunge und nimmt auch die innere Fäulnis und den Schleim weg...« (P.L. 1142 A B)*

■ HIRSCHZUNGENELIXIER

Hirschzungenfarn, Honig, Zimt, langer Pfeffer, Wein

■ EDELKASTANIENHONIG

Ein weiteres sehr gutes Mittel zur Leber-Entgiftung ist der Edelkastanienhonig. Hildegard schreibt über die Edelkastanie (= Maroni): »... *Der Kastanienbaum ist sehr warm und hat aufgrund seiner Wärme eine große Kraft, da er die Discretio symbolisiert... Und alles, was in ihm ist, und auch seine Frucht ist nützlich gegen jede Art von Schwäche, die im Menschen ist...« (P.L. 1226 B)*

»... *Wenn die Leber schmerzt, zerstoße oft die Kerne und so lege sie in Honig, und mit diesem Honig iß sie oft, und deine Leber wird geheilt...« (P.L. 1226 B)*

■ LAVENDELTRUNK

Ebenfalls hervorragend zur Leber-Entgiftung ist der Lavendeltrunk. Hildegard schreibt über den Lavendel:

»... Wer Lavendel mit Wein kocht oder, wenn er keinen Wein hat, mit Honig und Wasser kocht und so oft lauwarm trinkt, der mildert den Schmerz in der Leber und in der Lunge und die Dämpfigkeit in seiner Brust. Und der Lavendeltrunk bereitet ihm reines Wissen und reinen Verstand ...« (P.L. 1140 C)

Mittel zur Stärkung der Nieren

Folgende Mittel sind nach Hildegard gut geeignet zur Nierenstärkung (unvollständige Auswahl):

■ APFELBAUM-ZWEIGE (Auflagen)

»... gegen Gicht in den Nieren ...«

■ RAUTEN-SALBE

»... wirkt gegen Schmerzen in den Nieren ...«

■ STEINBRECH-SAMEN

»... wenn in der Blase sich Schleim zusammenballt ...«

■ VEILCHEN-SAFT

»... gegen die Schwere in den Nieren ...«

■ WERMUT-SAFT

»... wirkt harntreibend, ... unterdrückt Nierenschmerzen ...«

■ BLASEN-NIEREN-SALBE (S-Ü 93)

Sehr gut zur Stärkung der Nieren sowie zur Ausleitung und Entgiftung über die Nieren sind die Blasen-Nieren-Salbe (S-Ü 93) sowie die Beinwell-Wermut-Salbe (S-Ü 91). Falls keine Gegenanzeigen bestehen, kann man, wenn nicht anders verordnet, mehrmals täglich und vor allem abends vor dem Schlafengehen, mit den genannten Salben die betreffenden schmerzenden Stellen einreiben.

■ LYMPH-ELIXIER (S-Ü 91)

Hervorragend zur allgemeinen Entgiftung und Abwehrsteigerung, aber auch zur Nierenstärkung, ist das Lymph-Elixier (S-Ü) nach Hildegard. Dieses Basis-Therapeutikum der Hildegard-Krebstherapie hat sich bei folgenden Indikationen bewährt:

● Zur Unterstützung aller lymphatischen Organe
● Gegen geschwollene Lymphknoten, Lymphknoten-Metastasen

- Gegen Ödeme (= Wassereinlagerungen im Körper)
- Zur Nieren-Unterstützung
- Gegen Lymph-Stau und Lymphangitis

Falls keine Gegenanzeigen bestehen, kann man, wenn nicht anders verordnet (nach Rücksprache mit dem Arzt), drei mal täglich einen Eßlöffel Lymph-Elixier trinken.

Mittel zur Stärkung der Haut

Hildegard kennt auch eine Reihe von Mitteln zur Stärkung und Entgiftung der Haut. Hier, in alphabetischer Reihenfolge, eine (unvollständige) Auswahl:

■ BIRKE, KNOSPEN

(Auflagen) »... *wenn die Haut sich rötet und beulig ist* ...«

■ BUCHSBAUM-RINDE (SALBE)

»... *gegen Ausschläge am Körper* ...«

■ ERLE, BLÄTTER

»... *wenn die Haut etwas geschwürig ist* ...«

■ GERSTE, KÖRNER

in Wasser gekocht »... *gegen harte und rauhe Haut im Gesicht* ...«

■ HAGEBUCHE, HOLZ

(Auflagen) »... *gegen üble Flecken am Körper* ...«

■ INGWER, PULVER

(einstreichen) »... *gegen Flechtenausschlag am Körper* ... *wer eine kranke Haut im Gesicht hat* ...«

■ PFIRSICH-RINDE

(Saft, Salbe) »... *gegen verschiedene Haut-Flecken* ... *wenn man wie eine Unke aussieht* ...«

■ SCHWERTLILIE-BLÄTTER

(Saft) »... *wer im Gesicht eine harte Haut hat* ...«

■ WUNDKRAUT

»... *zwischen Haut und Fleisch Flecken* ...«

Die folgende Tabelle gibt eine Übersicht über weitere wichtige Mittel zur Leberentgiftung und -stärkung:

Weitere Mittel zur Stärkung der Leber:

Weihrauch-Auflagen

Aloe (Leberschmerzen werden geheilt)

Apfelbaum-Knospen (Leberschwäche)

Wacholder-Frucht (Leberschmerzen)

Palme, Holz und Blätter (gegen Leberverhärtung)

Wal, kleine Eingeweide (Leberschmerzen)

Habicht, Lunge (Leberschmerzen)

Drossel (Leber-, Lungenschmerzen)

Die nachfolgend genannten »Lebergifte« sind nach Hildegard zu meiden:

Dost:

bringt Leber zum Schwinden

Birnbaum-Früchte:

machen Leber, Lunge, Brust dämpfig

Mittel zur Stärkung der Lunge

Eines der besten Mittel zur Stärkung der Lunge ist das bereits erwähnte Hirschzungen-Elixier. Weitere sehr gute Mittel zur Lungen-Entgiftung sind der ebenfalls schon erwähnte Edelkastanienhonig, der Lavendeltrunk und der Ysop. Sehr wirkungsvoll ist auch der Wermut. Hildegard: »... *Der Wermut läßt nicht zu, daß die Lunge krank wird* ...« Gut ist auch das Seifenkraut. Hildegard: »... *Es vertreibt die schlimmen Säfte, die der Lunge schaden* ...«

Die vierte Säule: Immunstimulierung

Nach Hildegard ist eine starke Abwehr kein Zustand, sondern ein Geschenk des Schöpfers, das man sich allerdings selbst tagtäglich bewahren muß, indem man körperlich, geistig und vor allem seelisch aktiv bleibt. Grundvoraussetzungen einer stabilen Immunabwehr ist daher die Stabilisierung seelischer und geistiger Prozesse.

Die folgende Tabelle gibt eine Übersicht über die wichtigsten Hildegard-Verfahren zur Immunstimulation:

Allgemeine abwehrsteigernde Maßnahmen (Auswahl)

- Sanierung von Herden im Körper

- Entgiftung über Darm, Lunge, Nieren, Haut

- Heil-Diät

- Heil-Fasten

- Aderlaß

- Schröpfen

- Setzen von Brennkegeln

Spezielle abwehrsteigernde Heilmittel (Auswahl)

Dinkelkost, Wermut-Kur, Eberwurzpulver, Benediktenkraut-Trank, Gundelrebe-Saft, Zypressenbäder, Gerstenbäder, Topas

Spezielle Immun-Therapie (Auswahl)

Stärkungs-Pulver (-Elixier), Lymph-Elixier, Blasen-Nieren-Salbe, Ugera-Umschläge, Kraft-Elixier, Osteoporose-Salbe, Quendelkost, Geiersalbe, Topas

Für eine starke Abwehr mit kontinuierlicher Entgiftung und Stabilisierung seelischer und geistiger Prozesse ist ein ausgewogener Schlaf notwendig.

Heilschlaf

Die Notwendigkeit des Schlafes für ein gesundes Leben ist am besten ausgeprägt mit dem Satz:

»... *Wenn der Mensch schläft, erholt sich sein Mark und nimmt zu* ...« *(O.T. 81, 11)* »... *Bei einem richtigen Schlafe ist der Mensch gefühllos. Es ist nicht gesund, zu lange zu schlafen, sonst kann der Mensch von allerlei Fieber befallen werden, oder die Augen werden geschädigt, weil sie zu lange geschlossen sind ... Auch allzu langes Wachen ist für Geist und Körper ungesund ... Wer aber mit Maß schläft, der wird gesund bleiben* ...« *(O.T. 85, 35)*

»... *Der Schlaf entsteht beim Menschen durch Arbeit oder Nachtwachen; denn dabei wird das Mark geschwächt und verdünnt* ...« Schlaflosigkeit kann dadurch zustande kommen, daß verschiedene Erregungszustände, wie Angst, Furcht, Zorn oder Freude das Blut in Unruhe bringen: »... *Leute, die schwere körperliche Leiden haben, werden auch nicht zu richtigem Schlafe kommen. Wenn jemand seinen natürlichen Schlaf entbehrt, schadet er seiner Gesundheit* ...«

Nach dem Essen soll der Mensch nicht gleich schlafen, denn sonst wird »... *dieser Schlaf den Geschmack, den Saft und den Geruch der Speisen an verkehrte und unpassende Körperstellen hinleiten ... Hat er sich eine kurze Zeit des Schlafens enthalten, und dann eine Stunde zur Ruhe gelegt, dann wird sein Fleisch und Blut zunehmen, und er wird davon gesund* ...« *(O.T. 114, 8)*

Aderlaß

Wie schon erwähnt, war der Aderlaß schon immer ein hervorragendes Verfahren zur Immunstimulation. Ein maßvoller Aderlaß bringt immer Gesundheit. Gerade in der heutigen Zeit, da wir mit so vielen Umweltgiften belastet sind, ist nicht nur die Blut-Reinigung und -entgiftung durch den Aderlaß wichtig, sondern auch seine Auswertung kann bedeutsame Hinweise auf den körperlichen und seelischen Zustand des Menschen und auf die eventuelle Notwendigkeit weiterer therapeutischer Maßnahmen geben.

Phytotherapie

Immunstimulierende Pflanzen

Wichtige immunstimulierende Pflanzen und -mischungen sind nach Hildegard:

- Lymph-Elixier
- Stärkungs-Elixier
- Kraft-Elixier
- Osteoporose-Salbe
- Wermut (Wermut-Kur)
- Eberwurz (Eberwurzpulver)
- Benediktenkraut (Elixier)
- Gundelrebe (Elixier, Umschläge)
- Zypresse (Elixier, Umschläge)
- Zypresse (Elixier, Bäder)
- Gerste (Elixier, Bäder)

■ LYMPH-ELIXIER (S-Ü/91)

Ein ganz wichtiges Basis-Therapeutikum der Hildegard-Immuntherapie ist das Lymph-Elixier. Es hat sich unter anderem bei folgenden Indikationen bewährt:

- Zur Unterstützung aller lymphatischen Organe
- Geschwollene Lymphknoten
- Schmerzende Tumoren
- Lymphknoten-Metastasen
- Lymph-Stau und Lymphangitis

Falls keine Gegenanzeigen bestehen, kann man, wenn nicht anders verordnet (nach Rücksprache mit dem Arzt), drei mal täglich einen Eßlöffel Lymph-Elixier trinken.

■ STÄRKUNGS-ELIXIER (S-Ü/90)

Sehr gut ist auch das Stärkungs-Elixier. Falls keine Gegenanzeigen bestehen, kann man wenn nicht anders verordnet, abends einen Eßlöffel vor dem Schlafengehen einnehmen.

◼ STÄRKUNGS-PULVER (S-Ü/89)

Ergänzend zum Stärkungs-Elixier sollte man, falls keine Gegenanzeigen bestehen, morgens zum Frühstück, eine Messerspitze Stärkungs-Pulver einnehmen.

◼ SPEZIELLE IMMUN- UND KREBS-THERAPEUTIKA

- Mistel (»Ugera«)
- Aalgalle
- Veilchen
- Wasserlinse (Elixier)
- Gundelrebe (»Elixier«)

◼ UGERA (MISTEL)

Die Ugera (Mistel), bei den alten Römern als »ubera« bezeichnet (von uber =
reichhaltig, üppig, wegen ihres üppigen Wuchses=, ist neben Dinkel, Wermut,
Gundelrebe, Bertram, Quendel, Eberwurz und Aalgalle das stärkste Immunstimulans und Krebsmittel bei Hildegard.

◼ UGERA-ÖL (S-Ü/90)

Hildegard: *». . . Die Ugera ist sehr warm und hat eine gewisse Schärfe in sich,
die so stark ist, daß sie sogar große und starke Geschwüre zerbricht . . .
Zerstoße Ugera im Mörser, füge etwas Baumöl hinzu, und lege es so kalt auf
das Geschwür. Hast du kein Baumöl, tue etwas Schweineschmalz hinzu,
erwärme das so in einer Schüssel und lasse es erkalten. So kalt lege es auf das
Geschwür. Seine Kraft wird das Gift erweichen, herausziehen und heilen . . .«*

◼ AALGALLE

*». . . Die Viren in seinem Körper werden krank und sterben, und das befallene
Fettgewebe wird sich wieder regenerieren . . . Die Wärme und bittere Säure
(amarum) der Aalgalle schwächen die Viren, die Wärme der Essigsäure löst sie
auf, die Wärme und Trockenheit des Elfenbeins lassen sie vertrocknen, der
Geierschnabel tötet sie, weil er kalt und durch allerlei Aas vergiftet ist, außerdem durchtränkt von Gehirnschweiß (sudore) . . . Und so wird alles durch die
Wärme des langen Pfeffers und die Kälte des Balsamkrautes in seiner Wirkung
gemildert, durch die andere Feuerwärme erhitzt und in Tongefäße abgefüllt
. . .«* (C.C. 210, 30)

◼ GUNDELREBE

In der »Physica« dient die Gundelrebe als Mittel gegen Brustleiden. Bestandteile: Neben dem ätherischen Öl, Bitterstoffe und Gerbstoffe. Heute gibt es
unter anderem für folgende Indikationen das Gundelreben-Elixier:

- Zur allgemeinen Immunstimulation
- Gegen Tumoren mit Lymphbeteiligung
- Bei Halsschwellungen durch Immunschwäche
- Speziell bei Mamma-Karzinom

■ VEILCHEN

Hildegard:»... *Nimm Veilchen, presse den Saft aus und siebe ihn durch ein Tuch. Wiege den dritten Teil vom Gewicht Olivenöl ab sowie ebensoviel (Ziegen-)Bockfett wie Veilchensaft, siede alles in einem neuen Topf auf und bereite daraus eine Salbe ... Salbe dann die Körperstelle ringsherum und auch oben darauf, wo der Krebs und andere Viren den Menschen verzehren ... Und sie werden sterben, wenn sie von der Salbe gekostet haben ...«*

■ WASSERLINSE

»... die Wasserlinse mindert die falsch-warmen und falsch-kalten Säfte (= humores iniuste calidos et iniuste frigidos), von denen die Kolik entsteht, und sie verhindert dadurch, daß die schlechten Säfte im nüchternen Zustand auftreten oder sich nach dem Essen bilden ...« (C.C. 209, 22 ff.)

Tumorschmerzen

Zur Immunstimulation über die Niere, speziell bei Ödemen (= Wassereinlagerungen), aber auch und vor allem gegen Tumorschmerzen im kleinen Becken sowie gegen Knochenschwund und Knochenabbau hat sich die Blasen-Nieren-Salbe (S-Ü/93) sehr bewährt:

■ BLASEN-NIEREN-SALBE (S-Ü/93)

Falls keine Gegenanzeigen bestehen, kann man sich, wenn nicht anders verordnet (am besten nach Rücksprache mit dem Arzt, mehrmals täglich und vor allem abends vor dem Schlafengehen, mit der Rautensalbe die betreffenden schmerzenden Stellen einreiben.

Ebenfalls zur Immunstimulation und gegen Knochenschwund und Knochenabbau hat sich die Beinwell-Wermut-Salbe (S-Ü/91) sehr bewährt:

■ BEINWELL-WERMUT-SALBE (S-Ü/91)

Falls keine Gegenanzeigen bestehen, kann man sich, wenn nicht anders verordnet (am besten nach Rücksprache mit dem Arzt), mehrmals täglich und vor allem abends vor dem Schlafengehen, mit der Beinwell-Wermut-Salbe die betreffenden schmerzenden Stellen einreiben.

HOLUNDER

Bei Hildegard sollen die Blüten des Holunders einem Bade zugesetzt gegen Immun- und Leberschäden wirksam sein. Daher ergeben sich folgende Indikationen:

- Bei Lebermetastasen
- Zur Kräftigung
- Zur Entgiftung und Entschlackung

HUFLATTICH, GROSS

In »Causae et Curae« schreibt Hildegard »Von den geschwollenen Drüsen«: »... *Wer geschwollene Drüsen am Körper hat, nehme bevor sie aufbrechen Huflattichblätter, d. h. die großen, die außen weiß und innen grün sind ... und soll sie drei Tage lang auf die Drüsen legen ...*« Mögliche Indikationen:

- Morbus Hodgkin
- Lymphdrüsenschwellungen
- Lymphknotenmetastasen

HUFLATTICH, KLEIN

Der kleine Huflattich ist nach Hildegard in »Causae et Curae« bei der »Verhärtung der Leber« in Verein mit Wegerichwurzel und Brennesselschleim anzuwenden. Folgende Indikationen sind möglich:

- Lebermetastasen
- Infektiöse Prozesse

LUNGENKRAUT

In der »Physica« wie in »Causae et Curae« wird das Lungenkraut gegen »Lungenschmerz« und unter anderem auch gegen Krebs verordnet. Somit ergeben sich folgende möglichen Indikationen:

- Krebs-Mittel
- Vor allem bei Lungenmetastasen
- Zur Immunstimulation

MÄRZVEILCHEN

Das Märzenveilchen empfiehlt Hildegard in »Causae et Curae« unter anderem »... *Gegen den Krebs, allerlei Geschwüre und den Kopfschmerz ...*«. Schon lange bekannt ist auch die blutreinigende Wirkung des Märzveilchens. Somit ergeben sich folgende möglichen Indikationen:

- Krebs
- Zur Blutreinigung

■ MAULBEERE

Die Maulbeere erscheint bei Hildegard in »Causae et Curae« in der Abhandlung »Von der Verhärtung der Leber«: »*... so kann der Leidende öfters Maulbeerwein trinken, weil der Schmerz der Leber in vielen Fällen von zu großem Blutreichtum herrührt, den die Wärme und der Saft der Maulbeere, der gewissermaßen dem Blute verwandt ist, beruhigt ...*«. Es ergeben sich in der Krebstherapie folgende mögliche Indikationen:

- Leberleiden
- Lebermetastasen
- Vergiftungen

■ ÖLBAUM

In »Causae et Curae« findet das aus den Früchten des Ölbaumes gewonnene Öl unter anderem auch Verwendung bei Geschwüren und gegen den Krebs. Es dient heute als Trägersubstanz bei Krebs-Salben und -Ölen.

- Krebsmittel
- Zur Abwehrsteigerung

■ QUENDEL

Hildegard: »*... Quendel ist warm und temperiert ... Wer krankes Fleisch hat, weil sein Fleisch wie räudig uszbluet, der soll oft Quendel mit Fleisch oder Muß gekocht essen, und sein Körperfleisch wird innerlich gereinigt ...*«

■ QUITTE

Hildegard erwähnt die Quitte in »Physica« unter anderem auch als Mittel gegen Verschleimung und Geschwüre.

- Verschleimung
- Geschwüre

■ SCHIERLING

Hildegard erzählt sehr merkwürdige Dinge über den Schierling (Wasser- und Reckschierling). Man darf ihn wegen seiner Giftigkeit nicht essen, aber auf Prellwunden und geschwollene Glieder gelegt, wirkt er sehr heilsam. Er scheint auch Gifte herausziehen zu können.

- Bei malignen Erkrankungen (extern)
- Inflammatorisches Mamma-Karzinom
- Kondylome
- Herpes genitalis

Die Giftwirkung des Wasserschierlings beruht auf dem Circutoxin, einem typischen Krampfgift, dessen Einfluß sich besonders auf die Medulla oblongata erstreckt. Im Gegensatz zur curareartigen Wirkung des gefleckten Schierlings kommt es beim Wasserschierling zu epileptiformen Krämpfen. Vorsicht!! Keine Selbsttherapie!! Homöopathische Anwendung möglich.

▓ STORAX

Der Storax wird in der »Physica« gegen Leberleiden, in »Causae et Curae« zur »Reinigung von Speichel und Schleim« empfohlen. Folgende Indikationen sind möglich:

- Bei Lebermetastasen
- Zur Reinigung, Entgiftung, Entschlackung

▓ TANNE

In der »Physica« empfiehlt Hildegard unter anderem den Tannen-Samen gegen Krebs, die Rinde der Tanne gegen Brust-Erkrankungen.

▓ TANNEN-SALBE

Indikationen könnten sein:

- Krebs, allgemein
- Maligne Brust-Erkrankungen
- Eventuell auch Mastopathie und Mastodynie

Moderne Immunstimulation im Sinne von Hildegard

Die folgende Übersicht zeigt alle wichtigen Verfahren, die sich in der Praxis des Autors zur allgemeinen und speziellen Abwehrsteigerung bewährt haben:

- Physikalische Therapie: Atemtherapie, Inhalationen, Hydrotherapie nach Kneipp, heißkalte Wechselduschen, Armgüsse, Trockenbürsten
- Sauerstoff-Perlbäder
- Angereicherte Bäder, zum Beispiel abwechselnd mit Pinimenthol und Baldrian
- Sauna
- Massagen
- Haltungsgymnastik
- Eigenblut-Therapie
- Eigenblut-Therapie mit Immunstimulantien
- Farblicht-Therapie
- Frischzellen-Therapie
- Sauerstoff-Therapie
- Aderlaß-Therapie nach Hildegard von Bingen
- Schröpfen nach Hildegard von Bingen
- Ganzheitliche Darmsanierung mit Hydro-Colon-Therapie
- Symbioselenkung
- Fieber-Therapie
- Sauerstoff-Immunstimulation mit Thymusgesamtextrakt und Hyperthermie
- Thymusgesamtextrakt-Injektionen
- Mistelextrakte (Iscador, Helixor, Plenosol)
- Proteolytische Enzyme (Wobemugos)
- Vitamin A und C
- Reflexzonenmassage
- Elektrostimulations-Therapie
- Bioresonanz-(MORA-)Therapie
- Enzym-Therapie
- Milchpeptid-Therapie

Weitere wichtige Maßnahmen zur Immunstimulation

Lebendiges Wasser

Lebendiges, d.h. biologisch-physikalisch aktives Wasser unterscheidet sich in seinen Wirkungen auf den lebenden Organismus stark vom »normalen« Trinkwasser, in dem solche Vorgänge nicht ablaufen. Zur Befreiung des Organismus von angesammelten Giftstoffen und Stoffwechselschlacken benötigen wir solches Wasser in besonderem Maße.

Antioxidantien

Antioxidantien sind sehr wichtig für die Krebstherapie. Vor allem bei Patientinnen, die Chemotherapie bekommen müssen, sind Antioxidantien lebensnotwendig.

Da die in der schulmedizinischen Krebstherapie weit verbreiteten Zytostatika alle ausnahmslos »immunsuppressiv« wirken und das Immunsystem unterdrücken, muß der Patient durch die entsprechende Begleittherapie aus der immunologisch schlechten Abwehrlage in einen abwehrstarken Zustand gebracht werden. Neben einer gezielten Vermeidung von Umweltgiften (v. a. durch gesunde Ernährung, Kleidung, Körperpflege, gesunde Baustoffe im Wohn-, Arbeits- und Freizeitbereich etc.) sind Antioxidantien ein fester Bestandteil jeder ganzheitlichen Krebstherapie. Ein Gewebe kann durch freie Radikale einem sogenannten oxidativen Streß ausgesetzt sein. Dadurch können aktivierte Sauerstoff- und Lipidperoxide entstehen, welche wiederum folgende Prozesse in Gang bringen können:

- Entzündliche Reaktionen
- Degenerative Erkrankungen
- Überempfindlichkeitsreaktionen

Eine Toleranz gegen oxidative Stoffwechselprodukte wird erreicht durch eine gesteigerte Aktivität von Glutathion-Peroxidase, einem Schlüsselenzym bei der Beseitigung giftiger Peroxide im Körper. Von besonderer Bedeutung sind hierbei Selen als Cofaktor und das reduzierte Glutathion. Ebenso wichtig ist dabei eine Steigerung der Aktivität anderer Enzyme des Glutathion-Stoffwechsels (Glutathionreduktase, Glukose-6-Phosphat-Dehydrogenase u. a.).

Selen

Innerhalb seines therapeutischen Bereichs ist Selen in der Lage, den menschlichen Körper vor den Umweltgiften Cadmium, Kobalt, Kupfer, Zinn, Blei, Arsen und Quecksilber zu schützen, das z. B. auch aus Amalgamplomben der Zähne freigesetzt wird. In Norwegen konnten im Blut von an rheumatisch-arthritischen Beschwerden leidenden Personen erniedrigte Selen- und erhöhte Kupferkonzentrationen nachgewiesen werden. Die Gabe von Selen zusammen mit den Vitaminen A, C und E verringerte die Leiden bei einem Großteil der Betroffenen. Die tägliche Selenaufnahme von 40 mg liegt in weiten Teilen Deutschlands unter dem optimalen Bedarf von 200–300 mg. Daher sollte unter Umständen eine Selen-Substitution vorgenommen werden.

Zink

Zink reagiert mit den gleichen Proteinen wie die Schwermetalle. Der Tagesbedarf liegt bei 10–15 mg, die Schwangere benötigt sogar 25 mg. Nur bei hohem Fleisch- und Milchanteil in der Nahrung ist die Versorgung gesichert. Zink wird nüchtern eingenommen gut resorbiert, aber zusammen mit der Nahrung nur ungefähr zu 20 %. Eine starke Kalziumaufnahme behindert die Zinkresorption, ebenso Phytine, die sich im Getreide befinden.

Entzündungsmediatoren und Superoxid-Dismutase

Im Versuchsstadium ist zur Zeit in den USA der Einsatz von antioxidativen Enzymen. Hier hat die Superoxid-Dismutase besondere Bedeutung.

Orthomolekulare Medizin

Vitamine und Spurenelemente sollten substituiert werden in Abhängigkeit von der klinischen Symptomatik und den Laborbefunden. So ist bei Streß der Verbrauch an Vitamin A erhöht, Frauen, die über prämenstruelle Beschwerden klagen, haben häufig einen Vitamin B_6-Mangel. Durch die Einnahme wird der Bedarf an Vitamin B_6 erhöht. Vitamin E-Mangel ist seit fast ausschließlicher Benutzung raffinierter Mehle sehr häufig und äußert sich in Menstruations- und sogenannten klimakterischen Beschwerden.

Die Bedeutung der Schwermetalle kann erst richtig eingeschätzt werden, wenn der gleichzeitig bestehende Mengenstoff- und Spurenelementmangel berücksichtigt wird. Zu den Mengenelementen gehören Natrium, Kalium, Chlorid, Phosphor, Kalzium und Magnesium.

Sonstige ganzheitliche Therapiemethoden

Nosodentherapie

Mit der Nosodentherapie lassen sich die Restgifte solcher früheren Erkrankungen, aber auch die im Körper angesammelten Gifte von Umweltbelastungen und ungesunder Lebensweise wiederausschwemmen. Zusätzlich müssen dann noch Naturmaßnahmen eingesetzt werden, die die Funktion von Leber, Galle, Niere, Bauchspeicheldrüse, Herz und Darm unterstützen, also all jener Organe, die für den Entgiftungsprozeß von Wichtigkeit sind. Dazu dienen homöopathische Medikamente dann ebenso wie Fastenkuren, Darmsanierung, Teekuren und natürlich auch sogenannte Ausleitungsverfahren wie Schröpfen, Baunscheidtieren oder der altbekannte Aderlaß.

Große Sauerstoff-Hot-Therapie

● Mit der schon erwähnten HOT-Sauerstoffbehandlung, auch als »große Blutwäsche« bezeichnet, wird das Blut in mehreren Schritten mit Sauerstoff angereichert, so daß die Atmung der Zellen verbessert werden kann und die Abwehrkräfte maximal stimuliert werden.

Injektionskuren

● Injektionskur mit Thymusgesamtextrakt
● Injektionskuren mit gärungshemmenden Medikamenten, die sie als Tabletten auch zu Hause einnehmen können
● Injektionen mit Mistelextrakten (Iscador, Helixor, Plenosol usw.)
● Injektionen mit homöopathischen Präparaten zur Steigerung der körpereigenen Abwehrkräfte und Aktivierung der Entgiftung
● Sauerstoff-Eigenblutinjektionen

Hildegard-Hydro-Colon-Therapie

Die Hydro-Colon-Therapie ist ein wichtiges Darmsanierungs-Verfahren, das Anfang der siebziger Jahre in den USA entwickelt, im Laufe der letzten zwei Jahrzehnte technisch optimiert wurde und das sich in diesem Zeitraum in der Angewandten Umweltmedizin sehr bewährt hat. Es stellt vor allem in der

Behandlung von Erkrankungen durch Umweltschadstoffe, für die es bisher noch kein befriedigendes schulmedizinisches Therapiekonzept gibt, einen echten therapeutischen Alternativ-Ansatz dar.

In der Praxis des Autors wird die Hydro-Colon-Therapie schon lange in abgewandelter, verbesserter und verfeinerter Form, nämlich als Hildegard-Hydro-Colon-Therapie, mit sehr gutem Erfolg angewandt: Über die extrem große spezifische Oberfläche des Dickdarms von mehr als 300 Quadratmetern können Hildegard-Heilmittel in idealer Form verabreicht werden: Begleitet von der entsprechenden Hildegard-Spezialdiät werden bei vergifteten, abwehrschwachen oder verdauungsschwachen Patienten etwa acht bis zwölf Spülungen, unter anderem auch unter Zugabe von speziellen Hildegard-Heilkräutermischungen, durchgeführt, so daß der belastete Dickdarm von Schlacken und Giftstoffen befreit und in seiner Abwehrkraft gegenüber Schadstoffen verbessert wird, bis er wieder voll funktionsfähig ist. Inzwischen ist das Verfahren so ausgereift, daß auf alle individuellen Bedürfnisse umfassend eingegangen werden kann: Je nach Beschwerdebild und individueller Belastung können neben den bewährten Hildegard-Heilkräutermischungen auch Antioxidantien, Vitamine und Spurenelemente zugesetzt werden.

Die Praxis des Autors verfügt inzwischen über ein komplettes Test-Set an Hildegard-Heilkräutermischungen, Vitaminpräparaten, Mineralstoffen und diversen Antioxidantien, homöopathischen Einzel- und Mischpräparaten. Aufgrund des Beschwerdebildes, der umweltmedizinischen Krankheitsgeschichte und entsprechend der laboranalytisch gefundenen Schadstoffbelastungen kann dann in unserer Praxis die individuelle Verträglichkeit der oben genannten Substanzen mittels schulmedizinisch erprobter und auch mittels alternativer bioenergetischer Verfahren wie Elektroakupunktur-, Bioresonanz-(MORA)-Diagnostik bzw. kinesiologisch ausgetestet werden, was der Patient zur Darmsanierung braucht. So wird dann auch eine entsprechende Hildegard-Diät gemeinsam mit dem Patienten individuell zusammengestellt. Bei Vergiftungen mit sogenannten »lipophilen Substanzen«, die fest an das Fettgewebe binden, wie beispielsweise Organochlorverbindungen, Pestizide oder Holzschutzmittel wie Lindan, PCP, DDT oder HCB, aber auch bei Formaldehyd-Vergiftungen ist die Hildegard-Hydro-Colon-Therapie mit Verwendung von Paraffin- und Kohlepulver ein optimales Verfahren. Besonders bewährt hat sich die Hildegard-Hydro-Colon-Therapie bei chronischen Pilzinfektionen, die bisher mittels normaler schulmedizinischer Methoden nicht behandelt werden konnten. Hier werden in unserer Praxis im Rahmen der Hydro-Colon-Therapie nach entsprechender Vorbereitung ganz spezielle Anti-Pilz-Mischungen direkt in den Darm zugesetzt. Die Anti-Pilz-Spülungen werden unterstützt durch vorausgehende und sich anschließende Spülungen mit schonenden Hildegard-Heilpflanzen-Spezialmischungen, so daß auch eine sehr effektive individuelle Symbioselenkung den Darm nachhaltig stützt.

Bioresonanz

Die Bioresonanz (MORA-Verfahren) ist ein wichtiges bioenergetisches Verfahren, das Anfang der siebziger Jahre von dem Allgemeinarzt Dr. Morell und dem Diplom-Ingenieur Dr. Rasche in Deutschland entwickelt, und im Laufe der letzten zwei Jahrzehnte technisch optimiert wurde. Die Bioresonanz beruht auf dem Prinzip, daß der menschliche Organismus nicht nur biochemischen, sondern auch energetischen Prozessen unterliegt: Jeder Stoffwechselvorgang geht mit elektrischen und elektromagnetischen Veränderungen einher, die man mit Bioresonanz messen (= Bioresonanz-Diagnostik) und optimieren (= Bioresonanz-Therapie) kann.

In der grundsätzlich schulmedizinisch orientierten Praxis des Autors wird die Bioresonanz-Diagnostik und -Therapie als Ergänzung und Erweiterung der schulmedizinischen Methoden eingesetzt. Dies insbesondere dort, wo die klassische Schulmedizin an ihre Grenzen stößt: Anwendungsgebiete sind alle Erkrankungen, die mit gestörter Regulationsfähigkeit des Organismus einhergehen: Krebs (zur Immunstimulation, als notwendige und sehr effektive Ergänzung von Chemo- und Strahlentherapie), Stoffwechselerkrankungen, vor allem auch degenerative Prozesse (wie z.B. Osteoporose und Arthrose), energetische Blockaden, Durchblutungsstörungen, neurologische Störungen, Unverträglichkeiten, Allergien (wie z.B. Nahrungsmittelallergien, allergisches Asthma, Neurodermitis etc.). Vor allem hat sich die Bioresonanz bei Erkrankungen durch Umweltschadstoffe bewährt, für die es bisher noch kein befriedigendes schulmedizinisches Therapiekonzept gibt.

Hildegard-Bioresonanz-Therapie

Mittels der vom Autor in den letzten Jahren entwickelten Hildegard-Bioresonanz-Therapie können alle Kriterien der Hildegard-Heilkunde berücksichtigt werden:

Die Praxis des Autors verfügt inzwischen über ein komplettes Test-Set an Hildegard-Heilkräutermischungen, Vitaminpräparaten, Mineralstoffen und diversen Antioxidantien, homöopathischen Einzel- und Mischpräparaten. Mit Bioresonanz-Diagnostik kann die individuelle Verträglichkeit dieser Substanzen schnell ermittelt werden, wobei diese Austestung auf dem Prinzip basiert, daß jede chemische Substanz ein spezifisches energetisches Schwingungsmuster besitzt, mit dem man die Eigenschwingung des menschlichen Organismus bzw. seiner einzelnen Organe oder Organsysteme beeinflussen kann.

In der umweltmedizinischen Hildegard-Bioresonanz-Therapie wird es aufgrund des charakteristischen umweltmedizinischen Beschwerdebildes, der individuellen Krankheitsgeschichte und der laboranalytisch (z. B. in Blut, Urin, Haaren etc.) gefundenen Schadstoffbelastungen mittels Hildegard-Bioresonanz-Diagnostik möglich, eine entsprechende individuelle Hildegard-Spezialdiät zusammenzustellen, die optimal verträglich und den therapeutischen Bedürfnissen angepaßt ist. Bei vergifteten, abwehrschwachen oder verdauungsschwachen Patienten können dann auch die ausgetesteten Hildegard-Heilmittel, die das Schwingungsspektrum der Patienten günstig beeinflussen, mittels der Hildegard-Bioresonanz-Therapie energetisch verabreicht werden.

Anhang

Der U.M.W.E.L.T.-Test

(Fragebogen)

Wie bereits auf den Seiten 81–84 ausgeführt überprüft der U.M.W.E.L.T.-Test stichpunktartig die sechs wichtigsten Schwerpunkte, die aufgrund modernster psychoimmunologischer Untersuchungen zur Entstehung umweltbedingter Krankheiten beitragen können.

U = **Umfeld, soziales** (Partnerschaft, Familie, soziale Bindungen, Beziehungen etc.)

M = **Mahlzeiten, Medikamente** (Ernährung, Zusammensetzung, Schadstoffbelastung, Zubereitungsart, Häufigkeit und Regelmäßigkeit der Nahrungsaufnahme)

W = **Wohnen** (Wohnort, -lage, Baumaterialien, Möbel, Teppiche, Schadstoffexposition im Wohn-, Schlaf-und Kinderzimmer)

E = **Erwerb** (Arbeitsbereich, Standort des Arbeitsplatzes, Arbeitsbedingungen unter umweltmedizinischen Aspekten, Streß, Exposition gegenüber Schadstoffen)

L = **Leiden (Krankheiten, Leistungsfähigkeiten; subjektiv, objektiv)**

T = **Typus** (psychisch-seelische Situation, psychische Belastbarkeit, Verhalten bei Streß: stabil oder labil, Neigung zu Depressionen, Aggressionen)

Den folgenden Fragebogen können Sie zuhause selbst ausfüllen, so sehen Sie bereits welche Aspekte in der Umweltmedizin zum Tragen kommen. Bei den Kästchen sind zum Teil auch Mehrfachnennungen möglich.

U = Umfeld, soziales

Geburtstag: _____

Familienstand:
in Partnergemeinschaft/verheiratet ☐
getrennt lebend/geschieden ☐
alleinstehend und allein wohnend ☐
alleinstehend und bei den Eltern wohnend ☐
verwitwet ☐

in angekreuztem Familienstand seit wieviel Jahren? _____

Haben Sie Kinder?　ja ☐　　nein ☐
　　　　　　　　　　Anzahl _____

Höchster Schulabschluß:
ohne ☐
Volks-/Hauptschule ☐
Mittlere Reife ☐
Fachhochschulreife ☐
Abitur ☐
anderer Abschluß _____
keine Angabe ☐

Berufsausbildung:
ohne ☐
Lehre (gewerb., techn., landwirtschaftl.) ☐
Lehre (kaufmännisch) ☐
Fachschule (Techniker, Meister) ☐
Fachhochschule (Ingenieurschule) ☐
Universität, Hochschule ☐
sonstiger Abschluß _____
keine Angabe ☐

derzeit ausgeübter Beruf _____

Sind Sie in Rente?　ja ☐　　nein ☐
　　　　　　　　　　seit _____

Sofern Sie weder arbeiten noch in Rente sind, seit wann sind Sie arbeitslos?

    seit mehr als einem Jahr ☐

    seit weniger als einem Jahr ☐

    ich habe noch nie regelmäßig gearbeitet ☐

Wenn Sie in Rente sind, oder nicht arbeiten, schreiben Sie Ihre Hobbys und sonstige Interessen auf:

_____   _____

_____   _____

_____   _____

_____   _____

Gewicht (kg)   _____

Größe (cm)   _____

Nationalität   _____

Kriegsteilnehmer   ja ☐   nein ☐

Anzahl der Brüder   _____

Anzahl der Schwestern   _____

Psychische und soziale Situation

Haben Sie seelische Probleme?	ja ☐	nein ☐
Sind Sie nervös?	ja ☐	nein ☐
Fühlen Sie sich unter Druck?	ja ☐	nein ☐
Schlafen Sie gut?	ja ☐	nein ☐
Fühlen Sie sich am Morgen müde?	ja ☐	nein ☐
Schlafen Sie jetzt mehr als früher?	ja ☐	nein ☐
Sind Sie öfter deprimiert?	ja ☐	nein ☐
Hat Ihr Gedächtnis oder Ihre Leistungsfähigkeit auffallend nachgelassen?	ja ☐	nein ☐
Wechselt Ihre Stimmung grundlos zwischen Fröhlichkeit und Traurigkeit?	ja ☐	nein ☐
Haben Sie körperliche Beschwerden bei Aufregung?	ja ☐	nein ☐
welche _____		
Haben Sie Kontaktschwierigkeiten?	ja ☐	nein ☐
Fühlen Sie sich allein?	ja ☐	nein ☐
Müssen Sie öfter weinen?	ja ☐	nein ☐
Haben Sie sich jemals gewünscht tot zu sein?	ja ☐	nein ☐

Fühlen Sie sich manchmal in Panik? ja ☐ nein ☐
Hatten Sie jemals einen Nervenzusammenbruch? ja ☐ nein ☐
Sind Sie jemals von einem Nervenarzt behandelt
worden ja ☐ nein ☐
Leiden Sie unter heftigen Angstzuständen? ja ☐ nein ☐
Wenn ja,
    auf der Straße ☐
    in geschlossenen Räumen ☐
    nachts oder im Dunkeln? ☐
    in öffentlichen Verkehrsmitteln? ☐
    wenn Sie unter Menschen sind? ☐
    wenn Sie allein sind? ☐

Haben Sie jemals eine größere Menge irgendwelcher
Tabletten eingenommen? ja ☐ nein ☐
    welche _____
Haben Sie jemals einen Selbstmordversuch begangen? ja ☐ nein ☐
Nehmen Sie stimmungsaufhellende Medikamente? ja ☐ nein ☐
    welche _____
Haben Sie Probleme mit dem Alkohol? ja ☐ nein ☐
Hat (hatte) einer Ihrer Blutsverwandten Probleme mit
    Alkohol? ja ☐ nein ☐
    Nervenkrankheiten? ja ☐ nein ☐
Meinen Sie, daß Ihnen zu viele Verantwortungen
aufgebürdet worden sind? ja ☐ nein ☐
Befriedigen Sie die Dinge, die Sie tun? ja ☐ nein ☐
Haben Sie das Gefühl, daß Sie nicht mehr gesund
werden? ja ☐ nein ☐
Haben Sie den Eindruck, daß es sich unter Umständen
bei Ihren Beschwerden vorwiegend um nervöse
Störungen handeln könnte? ja ☐ nein ☐

Trinken Sie Alkohol? ja ☐ nein ☐
Wenn ja,
    trinken Sie mehr als 1 l Wein oder 2 l Bier in der
    Woche? ja ☐ nein ☐
    Hat Ihre Familie Einwände gegen Ihr Trinken? ja ☐ nein ☐
    Glauben Sie, daß der Alkohol Ihre Arbeitsfähigkeit
    beeinträchtigt? ja ☐ nein ☐

ist Alkohol für Sie ein Problem?   ja ☐   nein ☐
waren Sie bereits einmal wegen Trinkproblemen
im Krankenhaus?   ja ☐   nein ☐

Rauchen Sie?   ja ☐   nein ☐
Meinen Sie, Sie sollten aufhören zu rauchen?   ja ☐   nein ☐
Wird in Ihrer Familie, am Arbeitsplatz geraucht?   ja ☐   nein ☐

Wieviele Stunden arbeiten Sie in der Woche?
20–34?   ☐
35–40?   ☐
41–59?   ☐
60 oder mehr?   ☐

Wie viele Wochen Urlauben nehmen sie im Jahr?
Eine Woche   ☐
Zwei Wochen   ☐
Mehr als zwei Wochen   ☐
Keinen   ☐

Wenn Sie arbeiten, sind Sie unglücklich an Ihrem
Arbeitsplatz?   ja ☐   nein ☐
Hätten Sie gerne einen anderen Beruf?   ja ☐   nein ☐
Haben Sie Ihren Beruf gewechselt?   ja ☐   nein ☐
Fühlen Sie sich überarbeitet?   ja ☐   nein ☐
Brauchen Sie mehr Freizeit?   ja ☐   nein ☐
Haben Sie zu wenig Zeit zum Essen?   ja ☐   nein ☐
Hatten Sie in letzter Zeit berufliche oder finanzielle
Probleme?   ja ☐   nein ☐
Haben Sie neben einer regelmäßigen Berufstätigkeit
noch einen Mehrpersonenhaushalt zu versorgen?   ja ☐   nein ☐
Ist Ihr Partner krank?   ja ☐   nein ☐
Wenn Sie verheiratet sind, haben Sie Eheprobleme?   ja ☐   nein ☐
Hat es in letzter Zeit in Ihrem Haushalt zunehmend
Streit gegeben?   ja ☐   nein ☐
Hat sich irgendetwas in Ihren sexuellen Aktivitäten
geändert?   ja ☐   nein ☐
Gibt es andere Faktoren, die Sie stören   ja ☐   nein ☐
Wenn ja, welche?_____

_____

M = Mahlzeiten, Medikamente

Mahlzeiten:
regelmäßig warme Mahlzeiten	ja ☐	nein ☐	manchmal ☐
Kantinenessen	ja ☐	nein ☐	manchmal ☐
Normalkost	ja ☐	nein ☐	manchmal ☐
streng vegetarisch	ja ☐	nein ☐	manchmal ☐
laktovegetarisch (Milch, Eier)	ja ☐	nein ☐	manchmal ☐
Vollwertkost	ja ☐	nein ☐	manchmal ☐
spezielle Diät	ja ☐	nein ☐	manchmal ☐

welche _____

Lebensmittel-Zubereitung und -Aufbewahrung:
Mikrowellenherd	ja ☐	nein ☐
Steingutgeschirr	ja ☐	nein ☐
Lebensmittel aus Dosen	ja ☐	nein ☐
Lebensmittel aus Folien	ja ☐	nein ☐
Lebensmittel in Plastikverpackungen	ja ☐	nein ☐
Getränke aus Dosen	ja ☐	nein ☐
Getränke aus Plastikflaschen	ja ☐	nein ☐
Getränke aus Glasflaschen	ja ☐	nein ☐

Nahrungsmittelverbrauch:
Gemüse und Obst (400 g/Tag)	ja ☐		nein ☐
frisch ☐	aus der Dose ☐	tiefgefroren ☐
Fleisch/Wurst (300 g/Tag)	ja ☐		nein ☐
frisch ☐	aus der Dose ☐	tiefgefroren ☐
Fisch (500 g/Woche)	ja ☐		nein ☐
frisch ☐	aus der Dose ☐	tiefgefroren ☐
Hühnerfleisch (1 Schenkel/Woche)	ja ☐		nein ☐
frisch ☐	aus der Dose ☐	tiefgefroren ☐
Innereien (1 Leber/Woche)	ja ☐		nein ☐
frisch ☐	aus der Dose ☐	tiefgefroren ☐
Sojaprodukte (500 g/Woche)	ja ☐		nein ☐
Milchprodukte (200 g/Tag)	ja ☐		nein ☐
tierische Fette (20 g/Tag)	ja ☐		nein ☐
pflanzliche Fette (30 g/Tag)	ja ☐		nein ☐
Vollkornbrot (250 g/Tag)	ja ☐		nein ☐
Nüsse (50 g/Tag)	ja ☐		nein ☐

Schokolade (100 g/Tag)   ja ☐   nein ☐
Süßwaren (50 g/Tag)   ja ☐   nein ☐

Getränke:
Milch	_____	Glas/Gläser
Tee (Früchte oder Kräuter)	_____	Tasse/Tassen
Tee (grün oder schwarz)	_____	Tasse/Tassen
Kaffee	_____	Tasse/Tassen
Cola/coffeinhaltige Getränke	_____	Glas/Gläser
Leitungswasser	_____	Glas/Gläser
Mineralwasser	_____	Glas/Gläser
Wein	_____	1/4 Liter Glas
Bier	_____	0,5 Liter Flasche
Spirituosen	_____	50 ml-Glas
weitere Flüssigkeitsaufnahme	_____	Liter

W = Wohnen, Wohnbereich

Umgebung der Wohnung:
Lärmbelästigung   ja ☐   nein ☐
Flugplatz   ja ☐   nein ☐
Tiefflüge   ja ☐   nein ☐
Naherholungsgebiete   ja ⊓   nein ☐
stark befahrene Straße/Autobahn ja ☐   nein ☐
Müllverbrennungsanlage   ja ☐   nein ☐
Chemische Reinigung   ja ☐   nein ☐
landwirtschaftliche Betriebe   ja ☐   nein ☐
Sonstiges _____

Lage der Wohnung:
Großstadt, Innenstadt   ☐
Großstadt, Außenbezirk   ☐
Industriegebiet   ☐
Ballungsgebiet   ☐
Kleinstadt/Dorf   ☐

Gebäude-Bauweise:
    Beton/Hohlblock ☐
    Backsteine ☐
    Holz ☐
    Fachwerk ☐

Größe der Wohnung _____ qm
Anzahl der darin lebenden Personen _____
Heizungsart _____

Wohnungsreinigung:
Welche Reinigungsmittel verwenden Sie?

_____   _____

_____   _____

_____   _____

Wohnungseinrichtung:
    Kunststoffmöbel   ja ☐   nein ☐
            Alter _____
    Antike Möbel (unbehandelt)   ja ☐   nein ☐
    Antike Möbel (behandelt)   ja ☐   nein ☐
            wann _____
    Holzmöbel   ja ☐   nein ☐

Fußböden:
    Stein   ja ☐   nein ☐
    Kunststoff   ja ☐   nein ☐
    Holzboden   ja ☐   nein ☐
    Parkett   ja ☐   nein ☐
    Korkbelag   ja ☐   nein ☐
    Woll-Teppich   ja ☐   nein ☐
    Teppich, lose verlegt   ja ☐   nein ☐
    Teppich, fest verklebt   ja ☐   nein ☐

E = Erwerb, Arbeitsplatz

Wo findet die Arbeit statt?
Zu Hause? ☐
Firma/Fabrik ☐
Überwiegend im Freien ☐
Überwiegend in Innenräumen ☐
Im Freien und Innen ☐

Beschreibung des Arbeitsplatzes:
Belastung durch Hitze   ja ☐   nein ☐
Belastung durch Kälte   ja ☐   nein ☐
Belastung durch Feuchtigkeit   ja ☐   nein ☐

Körperliche Tätigkeit ☐
Geistige Tätigkeit ☐
Sitzende Tätigkeit ☐
Stehende Tätigkeit ☐
Schichtarbeit ☐
Ganztags-Arbeit ☐
Halbtags-Arbeit ☐
Gleitzeit, flexibel ☐

Einzelarbeit ☐
Gruppenarbeit ☐
Mehrstellenarbeit ☐

Schutzmittel:
Kopfschutz ☐
Gehörschutz ☐
Maske ☐
Handschuhe ☐
Schuhwerk ☐

Besteht oder bestand Kontakt zu folgenden Substanzen?

Plastik/Kunststoffe

Folien für Lebensmittel	ja ☐	nein ☐
Plastikdosen für Lebensmittel	ja ☐	nein ☐
Milchdosen	ja ☐	nein ☐
Sonstige Kunststoffe	ja ☐	nein ☐

Kohle/Teer

Teerarbeiten/Straßenbau	ja ☐	nein ☐
Carbolineum	ja ☐	nein ☐
Pech	ja ☐	nein ☐
Bitumen	ja ☐	nein ☐
Teeranstrichprodukte	ja ☐	nein ☐
sonstige Teerbelastung	ja ☐	nein ☐

Asbest in

Zement	ja ☐	nein ☐
Kleidungsstücke	ja ☐	nein ☐
Brems-/Kupplungsbeläge	ja ☐	nein ☐
Isolierungen, Eternit usw.	ja ☐	nein ☐
Fulguritplatten	ja ☐	nein ☐

Staub

Metallstaub	ja ☐	nein ☐
Eisen	ja ☐	nein ☐
Stahl	ja ☐	nein ☐
Edelstahl	ja ☐	nein ☐
Chrom	ja ☐	nein ☐
Nickel	ja ☐	nein ☐
Beryllium	ja ☐	nein ☐
Zement	ja ☐	nein ☐
Holzstaub	ja ☐	nein ☐
Buche, Eiche	ja ☐	nein ☐
Fichte	ja ☐	nein ☐
Edelhölzer	ja ☐	nein ☐
exotische Hölzer	ja ☐	nein ☐
Mehl	ja ☐	nein ☐
sonstige Staubbelastung	ja ☐	nein ☐

Benzol

Lösungsmittel	ja ☐	nein ☐
Korrosionsschutzmittel	ja ☐	nein ☐
Fixiermittel	ja ☐	nein ☐
Reinigungsmittel	ja ☐	nein ☐
Treibstoffe/Benzin (außer Tanken)	ja ☐	nein ☐
Lackentferner	ja ☐	nein ☐
Metallreiniger	ja ☐	nein ☐
Kohle-, Erdöldestillation	ja ☐	nein ☐
Antiklopfmittel	ja ☐	nein ☐
sonstige benzolhaltige Stoffe	ja ☐	nein ☐

Metalle

Blei	ja ☐	nein ☐
Cadmium	ja ☐	nein ☐
Quecksilber	ja ☐	nein ☐
Batterien, Akkumulatoren	ja ☐	nein ☐
Farben, Lacke	ja ☐	nein ☐
Rattengift	ja ☐	nein ☐
Ni/Cd Metallurgie	ja ☐	nein ☐
Amalgam	ja ☐	nein ☐
Sonstige Metalle	ja ☐	nein ☐

PCB

Altöl	ja ☐	nein ☐
Hydraulikflüssigkeiten	ja ☐	nein ☐
Transformatorenflüssigkeiten	ja ☐	nein ☐
Weichmacher f. Kunststoffe	ja ☐	nein ☐
sonstige PCB-haltige Stoffe	ja ☐	nein ☐

Strahlen

Computerbildschirme	ja ☐	nein ☐
Fernsehgerät	ja ☐	nein ☐
Röntgengeräte	ja ☐	nein ☐
UV-Licht/Solarium/Sonne	ja ☐	nein ☐
Kunstlicht	ja ☐	nein ☐
sonstige Strahlenbelastung	ja ☐	nein ☐

Schädlings-/Unkraut-Bekämpfung

Schädlingsbekämpfungsmittel	ja ☐	nein ☐
Holzschutzmittel	ja ☐	nein ☐
Unkrautschutzmittel (allgemein)	ja ☐	nein ☐
Unkrautschutzmittel (arsenhaltig)	ja ☐	nein ☐
Mottenkugeln	ja ☐	nein ☐
Flohhalsbänder	ja ☐	nein ☐
Sonstige Giftstoffe	ja ☐	nein ☐

Übrige Stoffe

Tierhaare/Federn	ja ☐	nein ☐
Emaille	ja ☐	nein ☐
Metallentfettung	ja ☐	nein ☐
Kopiergeräte	ja ☐	nein ☐
Friseurpräparate, Kosmetika	ja ☐	nein ☐
Klebstoffe	ja ☐	nein ☐
Laborchemikalien	ja ☐	nein ☐
Schmierstoffe	ja ☐	nein ☐
Chemische Kleider-Reinigung	ja ☐	nein ☐
Lötmittel	ja ☐	nein ☐
Lederbekleidung	ja ☐	nein ☐

L = Leiden, Symptome, Krankheiten

Durchgemachte Krankheiten:

Ziegenpeter (Mumps)	ja ☐	nein ☐
Keuchhusten	ja ☐	nein ☐
Röteln	ja ☐	nein ☐
Masern	ja ☐	nein ☐
Kinderlähmung (Polio)	ja ☐	nein ☐
Diphterie	ja ☐	nein ☐
Pocken	ja ☐	nein ☐
Typhus/Paratyphus	ja ☐	nein ☐
Scharlach	ja ☐	nein ☐
Gelbsucht	ja ☐	nein ☐
Tuberkulose	ja ☐	nein ☐
Windpocken	ja ☐	nein ☐
Besonders schwere Grippe	ja ☐	nein ☐
Fisch- oder Fleischvergiftung	ja ☐	nein ☐

Chronische Krankheiten:
Nierenerkrankung	ja ☐	nein ☐
Nebennierenerkrankung	ja ☐	nein ☐
Rheuma	ja ☐	nein ☐
Schilddrüsenerkrankung	ja ☐	nein ☐
Krebs	ja ☐	nein ☐
Lebererkrankung	ja ☐	nein ☐
Darmerkrankung	ja ☐	nein ☐
vegetative Störung	ja ☐	nein ☐
Diabetes	ja ☐	nein ☐
Geschlechtskrankheiten	ja ☐	nein ☐
Magengeschwür	ja ☐	nein ☐
Gemüts-/Geisteskrankheiten	ja ☐	nein ☐
Herzinfarkt	ja ☐	nein ☐
andere Herzerkrankungen	ja ☐	nein ☐
Tuberkulose	ja ☐	nein ☐
sonstige Lungenkrankheiten	ja ☐	nein ☐
Sonstige	_____	
_____	_____	
_____	_____	

Psychische Belastungen:
Streß	☐
Partnerschaftskonflikte	☐
Arbeitslosigkeit	☐
Schwere Erkrankungen	☐
Tod des Vaters	☐
Tod der Mutter	☐
Tod des Partners	☐
Tod des Kindes	☐

Funktionelle Störungen:
Kopfschmerzen	☐
Konzentrationsstörungen	☐
Appetitmangel	☐
Schluckbeschwerden	☐
Gelenkschmerzen	☐
Schlafstörungen	☐
Müdigkeit	☐

Aufgeregtheit ☐
Frieren ☐
Schwitzen ☐
Potenzstörungen ☐
Libidoverlust ☐

T = Typus

Sind Sie eher

aggressiv?	ja ☐	nein ☐
depressiv?	ja ☐	nein ☐
cholerisch?	ja ☐	nein ☐
reizbar?	ja ☐	nein ☐
ausgeglichen?	ja ☐	nein ☐
stabil?	ja ☐	nein ☐

Sonstiges _____

Welche der nachfolgenden Symptome beeinträchtigt Ihr Lebensgefühl?

Konzentrationsstörungen	ja ☐	nein ☐
Zunehmende Vergeßlichkeit	ja ☐	nein ☐
Merkfähigkeitsstörungen	ja ☐	nein ☐
Störungen im Neugedächtnis	ja ☐	nein ☐
Einschlafstörungen	ja ☐	nein ☐
Durchschlafstörungen	ja ☐	nein ☐
Allgemeine Müdigkeit	ja ☐	nein ☐
Gesteigerte Reizbarkeit	ja ☐	nein ☐
Aggressivität	ja ☐	nein ☐
Mürrisches Verhalten	ja ☐	nein ☐
Allgemeine Antriebsstörungen	ja ☐	nein ☐
Allgemeine Leistungsminderung	ja ☐	nein ☐
Allgemeines Erschöpfungsgefühl	ja ☐	nein ☐
Abgeschlagenheit	ja ☐	nein ☐
Raschere Ermüdbarkeit	ja ☐	nein ☐
Interessenverlust am Beruf	ja ☐	nein ☐
Interessenverlust an Hobbys	ja ☐	nein ☐
Gedrückte Stimmung	ja ☐	nein ☐

Niedergeschlagenheit	ja ☐	nein ☐
Negative Gedanken	ja ☐	nein ☐
Ängste	ja ☐	nein ☐
Innere Unruhe	ja ☐	nein ☐
Verwechseln von Worten/von Silben	ja ☐	nein ☐
Wortfindungsstörungen	ja ☐	nein ☐
Steckenbleiben im Satz	ja ☐	nein ☐
Gewicht (Zu-/Abnahme)	ja ☐	nein ☐
Appetitlosigkeit	ja ☐	nein ☐
Völlegefühl	ja ☐	nein ☐
Blähbauch	ja ☐	nein ☐
Durchfälle	ja ☐	nein ☐
Verstopfung	ja ☐	nein ☐
Krampfartige Bauchschmerzen	ja ☐	nein ☐
Krampfartige Schmerzen in Harnblase	ja ☐	nein ☐
Vermehrter Harndrang	ja ☐	nein ☐
Herzjagen	ja ☐	nein ☐
Herzstolpern	ja ☐	nein ☐
Herzbeklemmung	ja ☐	nein ☐
Herzängste	ja ☐	nein ☐
Herzrhythmusstörungen	ja ☐	nein ☐
Verfärbung der Hände/Füße	ja ☐	nein ☐
Vermehrtes Schwitzen	ja ☐	nein ☐
Fieber	ja ☐	nein ☐
Kribbeln in Armen/Beinen	ja ☐	nein ☐
Taubheitsgefühl in Armen/Beinen	ja ☐	nein ☐
Einschlafgefühl in Armen/Beinen	ja ☐	nein ☐
Brenngefühl in Armen/Beinen	ja ☐	nein ☐
Kältegefühl in Armen/Beinen	ja ☐	nein ☐
Gleichgewichtsstörungen	ja ☐	nein ☐
Muskelschwäche	ja ☐	nein ☐
Muskelzittern	ja ☐	nein ☐
Lähmungserscheinungen	ja ☐	nein ☐

Publikationen des Autors zum Themenbereich

Schulte-Uebbing, C. et al.: Toxikologische Untersuchungen zum Nikotinabusus, Organisch-Chemisches Institut der Technischen Universität München, Prof. Dr. M. Strell, 1976

Schulte-Uebbing, C.: Steroids as Inhibitors of Human Placental Glutathione-S-Transferase, Vortrag/Placentakongreß Aachen, 1986

Schulte-Uebbing, C.: Inhibition of Human Placental Glutathione-S-Transferase by Steroids, in Zeitschrift: »Placenta«, 1/1987

Schulte-Uebbing, C.: Human Placental Glutathione-S-Transferase: Interactions with Steroids, Biol. Chem. Hoppe-Seyler, Vol. 369, pp 23–28, January 1988, gemeinsam mit Dr. L. Dibbelt und Prof. Dr. Dr. E. Kuß, 1. Universitäts-Frauenklinik München

Schulte-Uebbing, C. (gemeinsam mit E. Kuss et al.): Untersuchungen zur Biochemie. Morphologie und Toxikologie der Placenta, 1. Universitätsfrauenklinik, München 1985–1988

Schulte-Uebbing, C. (gemeinsam mit W. Penning, J. Dietrich, et al.): Referate zur Balneotherapie und Physikalische Therapie umweltbedingter gynäkologischer Erkrankungen, 1988 und 1989

Schulte-Uebbing, C. (gemeinsam mit W. Penning, J. Dietrich et al.): Vorträge zur Balneotherapie umweltbedingter Krankheiten, Kongresse zur Gynäkologischen Balneotherapie, Bad Aachen, Bad Brückenau, Bad Lüneburg, Bad Waldsee, 1988, 1989

Schulte-Uebbing, C. (gemeinsam mit A. Berkmüller, E. E. Schulte-Uebbing): Umweltmedizinisch-Toxikologisches Gutachten über die Thiozyanat- und Spurenelementgehalte des Dinkels, München 1989

Schulte-Uebbing, C. (gemeinsam mit E. R. Weisenbacher et al.): Infektions-Statistik der Universitäts-Frauenklinik München Großhadern, München 2/89 bis 8/90

Schulte-Uebbing, C. (gemeinsam mit E. R. Weisenbacher et al.): Arbeitsgruppe »HIV-Infektionen/AIDS in der Gynäkologie und Geburtshilfe«, 1989, 1990

Schulte-Uebbing, C.: Umweltmedizinische Vorträge, 1989–1994

Schulte-Uebbing, C. (gemeinsam mit V. Zahn: Umwelt-, Abfall-, Wertstoff-Fibeln, München und Straubing 1989, 1990, 1991, 1993, 1994

Schulte-Uebbing, C. (gemeinsam mit V. Zahn): Umweltmedizinische Vortragsreihe, München, Berlin, 1989, 1990, 1991, 1993, 1994

Schulte-Uebbing, C. (gemeinsam mit V. Zahn): Umweltmedizinische Aspekte in Gynäkologie und Geburtshilfe, Vorlesung Ludwig-Maximilians-Universität München, seit Wintersemester 1990/91

Schulte-Uebbing, C. (gemeinsam mit V. Zahn): Umweltmedizinische Aspekte in der Schwangeschafts- und Geburtsmedizin, in: MedReport, Nr. 19, Nov. 1990

Schulte-Uebbing, C. (gemeinsam mit V. Zahn): Erfahrungen Umweltmedizinische Beratungsstelle an der Frauenklinik am Elisabeth-Krankenhaus Straubing, in: Zahn, V., Schulte-Uebbing, C., Sonderdruck »Umweltschutz im Gesundheitswesen«, Berlin, 1990

Schulte-Uebbing, C. (gemeinsam mit V. Zahn): Erster Bundesweiter Kongreß »Umweltschutz im Krankenhaus«, Regensburg, 1990

Schulte-Uebbing, C. (gemeinsam mit V. Zahn): Ganzwöchige Praktika »Umweltschutz im Krankenhaus«, Klinikum Straubing, 10/90, 4/91, 6/91, 9/91, 11/91, 5/92

Schulte-Uebbing, C. (gemeinsam mit V. Zahn): Faustregeln zur ökologischen Reformierung der Frauenheilkunde, UMGEWE, München, Straubing, 1990, 1991

Schulte-Uebbing, C. (gemeinsam mit V. Zahn): Checkliste »Umweltschutz im Krankenhaus«, Verlag UMGEWE, München, Straubing, 1990, 1991

Schulte-Uebbing, C. (gemeinsam mit V. Zahn): Jungbauer, R.: Umweltfibel für Zahnarztpraxis und Klinik, München und Straubing, 1990, 1991

Schulte-Uebbing, C. (gemeinsam mit V. Zahn): Umweltmedizinische Aspekte in Gynäkologie und Geburtshilfe, Vorlesung Ludwig-Maximilians-Universität München, seit Wintersemester 1990/91

Schulte-Uebbing, C.: Wie schädlich sind Dioxine? Zeitschrift Bessere Umwelt, München, 1/1991

Schulte-Uebbing, C.: Müssen wir alle zum Sondermüll? Zeitschrift Bessere Umwelt, München, 1/1991

Schulte-Uebbing, C.: Krankenhaus, Pflege und Umwelt, Vortrag, Symposium Pflege und Umwelt, Berufsfachschule für Krankenpflege, Klinikum Augustinum, München, 2/1991

Schulte-Uebbing, C. (gemeinsam mit V. Zahn, F. Daschner, H. Pomp, M. Gege, et al.): Bundesweiter Kongreß »Umweltschutz im Krankenhaus«, Berlin, 5/1991

Schulte-Uebbing, C. V. Zahn): Sonderdruck »Umweltschutz im Gesundheitswesen«, 2. Bundesweiter Kongreß Umweltschutz im Krankenhaus, Berlin, 30./31. Mai 1991

Schulte-Uebbing, C. (gemeinsam mit V. Zahn): Praktika »Umweltschutz im Büro«, Klinikum Straubing, 7/91, 9/91, 11/91

Schulte-Uebbing, C. (gemeinsam mit V. Zahn): Praktika »Umweltschonende Pflege«, Klinikum Straubing, 7/91, 9/91, 11/91

Schulte-Uebbing, C.: Die Verantwortung gegenüber unserer Schöpfung: Hildegard von Bingen, unser Vorbild. Vortrag, München, 1991

Schulte-Uebbing, C.: Die Verantwortung des Arztes gegenüber unserer Umwelt, Vortrag, München, 10/1991

Schulte-Uebbing, C.: Ethische Aspekte der Umweltmedizin, München und Straubing, 1991

Schulte-Uebbing, C. (gemeinsam mit V. Zahn): Lehrbuch der Umweltmedizin, 560 S., UMGEWE, Straubing, 1991

Schulte-Uebbing, C.: Ethische Aspekte der Umweltmedizin, Leitung eines Wochenendseminars, München, 1991

Schulte-Uebbing, C. (gemeinsam mit V. Zahn): »Erstes Symposium Umweltmedizin«, Straubing, 1991

Schulte-Uebbing, C. (gemeinsam mit V. Zahn): Umweltschutz im Gesundheitswesen, Lehrmappe für Personaltraining und Ausbildung in Schulen, UMGEWE, München, Straubing, 1991, 1992

Schulte-Uebbing, C. (gemeinsam mit V. Zahn): Erfahrungen in der U B F Straubing (Umweltmedizinische Beratungsstelle der Frauenklinik am Klinikum Straubing, Akademisches Lehrkrankenhaus der TU München), mehrere unveröffentlichte Vorträge, unter anderem an der Frauenklinik der Technischen Universität München, 1991 bis 1994

Schulte-Uebbing, C.: Hildegard – Die erste Umwelt-Ärztin? Vortrag, Berlin, 1992

Schulte-Uebbing, C.: Sterilität aus umweltmedizinischer Sicht, Vortrag, Ludwig-Maximilians-Universität, München, 1992

Schulte-Uebbing, C.: Umweltmedizinische Aspekte habitueller Aborte, Vortrag, Ludwig-Maximilians-Universität, München, 1992

Schulte-Uebbing, C. (gemeinsam mit V. Zahn): Umweltmedizinische Fibel, München 1992, 3. Auflage 1994

Schulte-Uebbing, C.: Edelsteintherapie der Hl. Hildegard, Vortrag Internationale Hildegard-Gesellschaft, Engelberg/Schweiz 1993

Schulte-Uebbing, C.: Umweltmedizinische Aspekte bei der Hl. Hildegard, Vortrag Internationale Hildegard-Gesellschaft, Engelberg/Schweiz 1993

Schulte-Uebbing, C.: Entgiftungs- und Ausleitungsverfahren bei Hildegard von Bingen, Vortrag, Regensburg 1993

Schulte-Uebbing, C.: Die Verantwortung des Frauenarztes gegenüber unserer Schöpfung, München, 1993

Schulte-Uebbing, C.: Umweltmedizinische Aspekte in der Frauenheilkunde, München, 1993

Schulte-Uebbing, C.: Umweltmedizinische Aspekte des Amalgams, Sebastian-Kneipp-Akademie, Bad Wörishofen, 1993

Schulte-Uebbing, C.: Umweltmedizinische Aspekte in Gynäkologie und Geburtshilfe, Sebastian-Kneipp-Akademie, Bad Wörishofen, 1993

Schulte-Uebbing, C.: Die Notwendigkeit der Umweltmedizinischen Grundlagenforschung an unseren Universitäten, Vortrag, Ludwig-Maximilians-Universität, München, 1993

Schulte-Uebbing, C.: Umweltmedizinische Aspekte in der Allgemeinarzt-Praxis, Sebastian-Kneipp-Akademie, Bad Wörishofen, 1993

Schulte-Uebbing, C. (gemeinsam mit V. Zahn): Umweltmedizinische Fibel, 130 S., UMGEWE, Straubing, 1993

Schulte-Uebbing, C.: Das Syndrom der Polycystischen Ovarien (PCO-Syndrom) aus umweltmedizinischer Sicht, Vortrag, Ludwig-Maximilians-Universität, München, 1993

Schulte-Uebbing, C.: Die Frauenheilkunde der Hl. Hildegard, Vortrag Internationale Hildegard-Gesellschaft, Engelberg/Schweiz 1994

Selbsthilfegruppen

Selbsthilfegruppen u. a. Organisationen, die bei Verdacht auf Vergiftung durch chemische Schadstoffe bei anderen Umweltkrankheiten helfen können

Bitte bei Anfragen Rückporto beilegen.

Diese Liste erhebt keinen Anspruch auf Vollständigkeit.

Ärzteverband Deutscher Allergologen
Im Utforder Feld 27
47445 Moers
Tel. (0 28 41) 4 73 74

Ärztetag für Medizin ohne Nebenwirkungen e. V.
Feinhalsstr. 8
81247 München
Tel. (0 89) 8 14 52 52

Akademie für Kinderheilkunde e. V.
DISU
Kinderärztl. Umweltberatung
Iburger Str. 200
49082 Osnabrück
Tel. (05 41) 5 68 46

Allergie-Verein in Europa (AVE)
Marienstr. 57
99817 Eisenach
Tel. (0 36 91) 21 30 88

Allergiker- und Asthmatikerbund e. V.
Hindenburgstr. 110
41061 Mönchengladbach

Arbeitsgemeinschaft Allergiekrankes
Kind e. V.
Hauptstr. 29
35745 Herborn
Tel. (0 42 84) 4 12 37

Arbeitsgruppe f. Medizin und Umwelt
Baldingerstr.
35033 Marburg
Tel. (0 64 21) 26 49 77

Arbeitskreis überaktives Kind
Hinter den Höfen 82
27446 Anderlingen

Auswertungs- und Informationsdienst
für Ernährung, Landwirtschaft und
Forsten (AID) e. V.
Postfach 20 01 53
53113 Bonn

(Hier erhält man aktuelle Listen über Lebensmittelzusatzstoffe)

Bamberger Quecksilberkreis für
Amalgam- und Umweltgeschädigte e. V.
Obergreuth 5
96158 Frensdorf
Tel. (0 95 02) 87 18

Beratungsstelle für Amalgamvergiftete
Stuttgart e. V.
Bussenstr. 60
70184 Stuttgart
Tel. (07 11) 46 52 93

Bundesverband der naturheilkundlich
tätigen Zahnärzte Deutschland e. V.
Mühlenweg 1
50996 Köln
Tel. (02 21) 9 35 50 55

Bundesverband Neurodermitiskranker
in Deutschland e. V.
Sabelstr. 39
56154 Boppard
Tel. (0 67 42) 25 98

Deutsche Arbeitsgemeinschaft
Selbsthilfegruppe e. V.
Friedrichstr. 28
35392 Giessen
Tel. (06 41) 7 02 24 78

Deutsche Gesellschaft für
Umweltmedizin
Postfach
83334 Inzell

Deutsche Haut- und Allergiehilfe
Fontanestr. 14
53173 Bonn
Tel. (02 26) 35 10 91

Deutsche Migräne- und
Kopfschmerzgesellschaft e. V.
Niemennsweg 147
24105 Kiel
Tel. (04 31) 5 97 26 03

Deutsche Phosphatliga
1. Vorsitzende Dr. U. Klemm,
Kinderärztin
Rögenweg 39
22359 Hamburg
Tel. (0 40) 6 03 50 03

Deutsche Stiftung für die Psoriasis-
und Neurodermitisforschung
Fontanestr. 14
53173 Bonn-Bad Godesberg
Tel. (02 28) 36 28 94

Deutsche Zöliakie-Gesellschaft e. V.
Filderhauptstr. 61
70599 Stuttgart
Tel. (07 11) 45 45 14

(Beratung bei Zöliakie – Unverträglichkeit
der glutenhaltigen Getreidearten Weizen,
Dinkel, Roggen, Hafer und Gerste)

Deutscher Allergie- und Asthmabund e. V.
Hindenburgstr. 110
41061 Mönchengladbach
Tel. (0 21 61) 18 30 24

Deutscher Neurodermitiker Bund e. V.
Mozartstr. 11
22083 Hamburg
Tel. (0 40) 2 20 57 57

Die Verbraucher Initiative e. V.
Breite Str. 51
53111 Bonn
Tel. (02 28) 7 26 33 93

(Sitz der Selbsthilfegruppe der
Formaldehydgeschädigten)

Förderverein Medizinische Ökologie e. V.
Frau Helga Lux
Hauptstr. 14
34308 Balhorn/Emstal

Gesellschaft für Biologische
Krebsabwehr e. V.
Hauptstr. 27
69117 Heidelberg
Tel. (00 62 21) 16 15 25

(Erfragen Sie hier die Adressen der
verschiedenen Arbeitskreise)

Hamburger Initiative der
PER-Geschädigten
Ingrid Rosenbusch
Henriettenweg 5
20259 Hamburg
Tel. (0 40) 40 35 45

Institut für Umweltkrankheiten
Im Kurpark 1
34306 Bad Emstal
Tel. (0 56 24) 60 61

Interessengemeinschaft der Holzschutz-
mittel-Geschädigten e. V.
Heinz Josef Rous
Unterstaat 14
51766 Engelskirchen
Tel. (0 22 63) 37 86

Interessengemeinschaft der
Umweltgiftgeschädigten
Elfie Sumser
Fichtenstr. 23
85774 Unterföhring
Tel. (089) 9 50 52 54

Internationale Gesellschaft für
Ganzheitliche Zahnmedizin e. V. (GZM)
Franz-Knauff-Str. 2–4
69115 Heidelberg
Tel. (0 62 21) 18 84 92

Internationale Society of Doctors
for Environment
Dr. Werner Nussbaum
Vicolo Gesora 7
CH-6929 Gravesano (TI)
Tel. (091) 59 33 44

Klinik St. Georg
Prof. Dr. Friedrich Douwes
Rosenheimer Str. 6–8
83043 Bad Aibling
Tel. (0 80 01) 3 98-0

Kneipp Ärztebund e. V.
Postfach 14 38
86817 Bad Wörishofen

Kontaktstelle zur Unterstützung und
Anregung von Selbsthilfegruppen
Albrecht-Achilles-Str. 65
10709 Berlin
Tel. (0 30) 8 91 40 19

(Hier erhalten Sie Adressen von regionalen
Kontaktstellen, die Adressen von regionalen Selbsthilfegruppen vermitteln.)

Lifecare Association
Segantinistr. 155
CH-8049 Zürich

Mykose- und Candidiasis-Selbsthilfegruppe
Renate Bemmann
Bürgerweide 43 a
20535 Hamburg

Ökologischer Ärztebund e. V.
Bundesgeschäftsstelle
Dr. med. Ulrich C. Vieth
Bahnhofstr. 59
55218 Ingelheim
Tel. (0 61 32) 7 57 07

Patienten-Initiative Amalgam-
geschädigter/Essen e. V. (PAIN)
Bandstr. 114
45359 Essen
Tel. (02 01) 60 27 15

Pestizid Aktions-Netzwerk (PAN) e. V.
Gaußstr. 17
22765 Hamburg

Quecksilberkreis München e. V.
Beratungsstelle für Amalgam-
vergiftung
Rembrandtstr. 21 a
81245 München
Tel. (089) 8 20 12 26

Sebastian-Kneipp-Akademie
Adolf-Scholz-Allee
86817 Bad Wörishofen

Selbsthilfegruppe Elektrosensible e. V.
Elisabeth Schröder
Oberbrunnerstr. 1
81475 München
Tel. (089) 7 55 60 50

Selbsthilfegruppe Formaldehyd-
geschädigter
Ingeborg Zingraf
Eichendorffstr. 104
41464 Neuss
Tel. (0 21 01) 4 18 37

UBF Umweltmedizinische Beratungs-
stelle der Frauenklinik
Leitung: Prof. Dr. med. Volker Zahn
Frauenarzt, Umweltmedizin
St. Elisabeth-Str. 23
94315 Straubing

Institute für Umweltkrankheiten

Institut für Umweltkrankheiten
Im Kurpark 1
34308 Bad Emstal
Tel. (0 56 24) 80 62

Umweltinstitut
Elsässer Str. 30
81667 München
Tel. (0 89) 48 87 07

Ärzte für Umweltschutz
Postfach 32 19
CH-2800 Delemont 1

Umweltmedizinische Beratungsstelle
Medizinisches Institut für Umwelthygiene
Auf'm Hennekamp 50
40225 Düsseldorf
Tel. (02 11) 33 89–0

Allgemeines Krankenhaus
Abt. für Atem- und Lungenkrankheiten
Krankenhausstr. 9
A-4020 Linz
Tel. (07 32) 28 06 34 94

Sachregister

Über den Autor und seine Praxis

Dr. med. Claus Schulte-Uebbing, Frauenarzt
Umweltmedizin/Naturheilverfahren

Geboren 1956. 1981 Diplom-Geologe, 1982 Diplom-Forstwirt, seit 1982 Umweltgutachter (Gutachten zu Biotopschutz, Zwischen-, Endlager- und Abwasserproblemen, Erstellung von Ökobilanzen, umweltmedizinisch toxikologische Gutachten). Von 1985 bis 1988 biochemisch-experimentelle Arbeiten über die Entgiftungsfunktion der menschlichen Placenta (Arbeitsgruppe Prof. Dr. Dr. E. Kuß, 1. Universitäts-Frauenklinik München). 1988 Medizinisches Staatsexamen. 1988 Promotion an der 1. Universitäts-Frauenklinik München, Direktor Prof. Dr. Dr. J. Zander. 1989 und 1990 Arzt an der Universitäts-Frauenklinik im Klinikum München Großhadern. Direktor Prof. Dr. H. Hepp. Von 1991 bis 1994 Arzt an der Frauenklinik im Klinikum Straubing. Akademisches Lehrkrankenhaus der Technischen Universität München, von 1991 bis 1994 Aufbau und stellvertretende ärztliche Leitung an der U B F Straubing (Umweltmedizinische Beratungsstelle der Frauenklinik am Elisabeth-Klinikum Straubing) Akademisches Lehrkrankenhaus der Technischen Universität München, Leitung Prof. Dr. V. Zahn. Seit 1991 gemeinsame Umweltmedizin-Vorlesungen. 1991 Lehrbuch der Umweltmedizin (560 Seiten, gemeinsam mit Prof. Zahn). Zahlreiche Veröffentlichungen und Fachbücher sowie ca. 200 Fachvorträge zu umweltmedizinischen Themen. Seit 1993 Leiter der Weiterbildung für Umweltmedizin an der Sebastian-Kneipp-Akademie in Bad Wörishofen. Seit 1994 in eigener Frauenarztpraxis tätig. Schwerpunkte: Umweltmedizin, Naturheilverfahren.

Anschrift für Leseranfragen:
Praxis: Weinstr. 7 (Am Marienplatz), 80333 München
Tel: (0 89) 29 96 55 Fax: 29 96 72